TRANSTORNO DO ESPECTRO AUTISTA

Guia para pais e cuidadores

César de Moraes

Amazon

"Aos meus pais e a todos os pais que têm filhos com o transtorno do espectro autista"

Às vezes o homem prefere o sofrimento à paixão.

FIÓDOR DOSTOIÉVSKI

ABREVIAÇÕES

ABA - *Applied Behavior Analysis*

BERA - *Brainstem Evoked Response Audiometry*

CDC - *Centers of Disease Control and Prevention*

DSM-5-TR - *Diagnostic and Statistical Manual of Mental Disorders, Fifth Edition, Text Revision*

EEG - Eletroencefalograma

FDA - *U.S. Food & Drug Administration*

OMS - Organização Mundial de Saúde

TDAH - Transtorno de Déficit de Atenção/ Hiperatividade

TDI - Transtorno de Desenvolvimento Intelectual

TDL - Transtorno do Desenvolvimento da Linguagem

TEA - Transtorno do Espectro Autista

❖ ❖ ❖

PREFÁCIO

Quando começo a ler um livro, fico pensando no autor. Como será o autor? O que pensa além do escrito, como vive, que tipo de pessoa é? O que o motivou a escrever? Enfim, penso nesta pessoa além do livro.

Neste caso tive duplo privilégio, conheço o autor. Sei e compartilho da sua vida pessoal e profissional, sei como age e o que pensa, além do livro. Gosto do que sei e assim, posso ver além do livro.

Dr. César de Moraes faz parte da minha vida há muitos anos, o profissional dedicado, primoroso na avaliação e com conhecimento profundo da criança e do adolescente, o fizeram, sem dúvida, um dos poucos especialistas brilhantes, capaz de se preocupar e de ver cada ação necessária ao seu paciente.

Atualmente, vejo o Dr. Cesar extremamente preocupado com a questão do Transtorno do Espectro Autista (TEA). Assim como ele, temos visto uma explosão de diagnósticos, tratamentos, acompanhamentos, nem sempre eficazes, que tem tornado a vida dos pais, da criança e de tudo ao seu redor mais difícil e, as vezes, até insuportável.

Sabemos que o TEA é um transtorno do neurodesenvolvimento que afeta a percepção, interação social, com dificuldades e padrões comportamentais restritos ou repetitivos, o tornando uma condição complexa e variável, com manifestação única em cada indivíduo.

O autismo, assim como outros transtornos do neurodesenvolvimento, não é uma síndrome a ser curada, mas sim, uma condição que acompanha o indivíduo ao longo da vida. Porém com o apoio adequado, pessoas com autismo podem desenvolver seu potencial e ter uma vida plena e significativa. Neste aspecto a sociedade desempenha um papel crucial na inclusão e aceitação das pessoas com autismo, promovendo um ambiente acolhedor e acessível para todos. A conscientização, a educação e o respeito à diversidade são fundamentais para construir uma sociedade mais inclusiva e empática.

Escrever um livro sobre TEA, principalmente para pais de crianças com TEA, é compartilhar momentos de uma jornada longa, repleta de desafios e descobertas, que precisam sem dúvida de um olhar atento, sensível e muito acolhedor.

Acredito que o Dr. César, ao escrever este livro, tenha pensado nos pequenos detalhes, no enfrentamento diário e contínuo, além das particularidades de se criar, educar e garantir o bem-estar de uma criança com autismo.

Em nenhum tipo de problema ou transtorno do neurodesenvolvimento existem fórmulas mágicas ou soluções milagrosas, mas sim orientações práticas e histórias de superação que visam inspirar e fortalecer nessa caminhada. Afinal, já sabemos que cada criança com autismo é única, assim como cada família que a acolhe e a ama.

Este livro procura mostrar experiências e conhecimentos seguros de alguém que conhece o universo do TEA, lida com seus desafios, estuda e se atualiza muito para transferir tudo o que sabe para aqueles que convivem cotidianamente com o espectro autista.

Dr. César de Moraes, meu querido amigo e companheiro de tantos desafios, espero que estas páginas sejam um guia em meio à tempestade. Que a leitura possibilite e ajude pais, profissionais da saúde, educadores a verem o quanto é importante o trabalho sólido, inter e multidisciplinar para se garantir o melhor. Mas, principalmente que este livro seja a fonte que mostre a beleza de cuidar, acarinhar e proteger os portadores de TEA, além da certeza que através do seu conteúdo, ninguém possa se sentir sozinho nesta tarefa única.

Com carinho e imensa admiração,

Dra. Sylvia Maria Ciasca
Professora Livre Docente da Faculdade de Ciências Médicas, do Departamento de Neurologia, da Universidade Estadual de Campinas (UNICAMP).

◆ ◆ ◆

PRÓLOGO

Decidi escrever esse livro para poder orientar pais que têm filhos com transtorno do espectro autista (TEA), visto que passei meus últimos 30 anos acompanhando indivíduos com esse diagnóstico e suas famílias.

Durante esse período, pude observar várias fases que os pais passam e as principais situações que geram angústia e dificuldades, ao longo dos anos de cuidados com sua prole.

Obviamente, algumas dicas dadas nesse livro não servem para todos, mas, seguramente, serão úteis para a grande maioria dos pais, visto que, na medicina, existe um processo de desenvolvimento dos sintomas que se repete em quase todas as situações clínicas.

A partir desses sintomas/sinais clínicos, suas evoluções, seus desfechos, respostas a tratamento, impacto na vida dos indivíduos afetados e seus aspectos neurobiológicos, são desenvolvidos constructos teóricos que, posteriormente, são definidos como síndromes genéticas, psiquiátricas e médicas.

Notem que esses constructos não são doenças, por não terem causa definida, mesmo com todo o conhecimento que os define.

Assim, é com o transtorno do espectro autista. Uma síndrome comportamental, ainda sem etiologia clara, definida por especialistas e teóricos da área de saúde, e que gera um forte impacto negativo, ao longo da vida dos indivíduos afetados e de seus familiares.

Muito do que irão ler nesse livro está atrelado a minha prática clínica e, obviamente, as minhas opções, temas e conhecimento acumulado, essenciais aos pais de primeira viagem e/ou aqueles que têm muita experiência com o transtorno.

Dependendo do momento e a experiência profissional, esse livro se dispõem a ser útil a médicos, psicólogos, fonoaudiólogos, pedagogos e terapeutas ocupacionais.

Como o objetivo principal desse livro é orientar, passar informações e apontar caminhos, o imaginei bem estruturado, com um conteúdo científico de qualidade, mas prático e de fácil entendimento.

Boa leitura!

"Nao se conhece completamente uma ciência enquanto não se souber da sua histõria."
Auguste Comte

CAPÍTULO I

Aspectos históricos, critérios diagnósticos e níveis de suporte

1. De Kanner às atuais classificações médicas:

Léo Kanner (1943), psiquiatra austríaco, radicado nos Estados Unidos, publicou dois artigos que são os grandes marcos do surgimento do conceito de trastorno do espectro autista (TEA).

O primeiro, em 1943, descreveu onze crianças que apresentavam características diferentes em seu desenvolvimento, pois eram isoladas, não buscavam o contato social e pouco se comunicavam. Além disso, apresentavam o "sameness" ou "mesmice" (o fato da criança sempre repetir o mesmo comportamento).

Assim descrevia Léo Kanner (1943), quando publica o artigo *"Autistic disturbances of affective contact"*, em uma revista de neurologia infantil: "...

desde o início há uma extrema solidão autista que, se possível, desdenha, ignora, exclui, tudo o que vem do exterior".

O segundo, em 1944, descreve mais duas crianças, e nomeia a síndrome como autismo infantil precoce.

Kanner não foi o primeiro a usar o termo "autismo". Ele emprestou o termo de Bleuler (1911), que o usava para descrever a inabilidade que pacientes esquizofrênicos apresentam para se relacionar com seu mundo externo e as suas dificuldades de relacionamento social.

Pesquisando na Europa, o pediatra austríaco Hans Asperger (1944), em plena segunda guerra mundial, publica um artigo entitulado de "Psicopatia Autista", relatando um grupo de crianças com sintomas muito semelhantes aos descritos por Kanner. Seus trabalhos foram determinantes para o diagnóstico da síndrome de Asperger.

Para as atuais classificaçõe psiquiátricas (a Classificação Internacional de Doenças, CID-11, e o Manual Diagnóstico e Estatístico dos Transtorno Mentais, DSM-5-TR), tanto o termo autismo infantil, quanto o termo síndrome de Asperger não existem mais e foram incorporados ao atual termo transtorno do espectro autista.

Apesar de relatado desde a década de 40, o termo "autismo" entrou nas classificações médicas apenas em 1979, com a CID-9, ainda classificado e considerado como uma forma de psicose infantil. E, em 1980, o termo autismo infantil foi codificado no DSM-III, da Associação Americana de Psiquiatria.

Em 1994, com o surgimento da CID-10, o termo autismo infantil foi utilizado para descrever esses quadros clínicos, sendo classificado entre os transtornos invasivos do desenvolvimento, juntamente com a síndrome de Rett, a síndrome de Asperger, a síndrome de Heller e o autismo atípico. Teoricamente, todos esses transtornos tinham um mesmo padrão sintomatológico: dificuldades de interação social, de linguagem e um padrão de comportamento restrito, rígido e repetitivo.

Seguindo o DMS-5, recentemente, em 2022, com o surgimento da CID-11, houve uma nova mudança. O transtorno invasivo do desenvolvimento deixa de existir e os seus principais diagnósticos se unem no termo "transtorno do espectro autista", que engloba os diagnósticos de autismo infantil, síndrome de Asperger, síndrome de Heller (apenas a síndrome de Rett permanece como um diagnóstico a parte).

2. Atuais critérios diagnósticos da Classificação Internacional de Doenças (CID-11), da Organização Mundial de Saúde (OMS), para transtorno do espectro autista:

O transtorno do espectro autista é caracterizado por:

1. Déficit persistente na habilidade de iniciar e manter interações sociais e comunicação social recíproca;

2. Padrões de comportamento, interesses ou atividades restritos, repetitivos e inflexíveis, que são claramente atípicos ou excessivos para a idade e o contexto cultural do indivíduo;

3. O início do transtorno ocorre durante o período do desenvolvimento, tipicamente na primeira infância, mas os sintomas podem não se manifestar plenamente até mais tarde, quando as demandas sociais excedem as capacidades limitadas;

4. Os déficits são graves o suficiente para causar prejuízos no funcionamento pessoal, familiar, social, educacional, ocupacional e em outras áreas importantes;

5. É uma característica generalizada do funcionamento do indivíduo, observável em todos os ambientes, podendo variar de acordo com o contexto social, educacional ou outro;

6. Os indivíduos podem exibir uma gama de padrões distintos de funcionamento intelectual e habilidades de linguagem.

3. Tipos de transtorno do espectro autista, com

seus correspondentes códigos, segundo a CID-11:

- 6A02.0 Transtorno do espectro autista sem transtorno do desenvolvimento intelectual e com deficiência leve ou inexistente da linguagem funcional.

- 6A02.1 Transtorno do espectro autista com transtorno do desenvolvimento intelectual com deficiência leve ou inexistente da linguagem funcional.

- 6A02.2 Transtorno do espectro autista sem transtorno do desenvolvimento intelectual e com deficiência da linguagem funcional.

- 6A02.3 Transtorno do espectro autista com transtorno do desenvolvimento intelectual e deficiência da linguagem funcional.

- 6A02.5 Transtorno do espectro autista com transtorno do desenvolvimento intelectual e com ausência de linguagem funcional.

- 6A02.Y Outro transtorno especificado do espectro autista.

- 6A02.Z Transtorno do espectro autista, não especificado.

4. Atuais critérios diagnósticos para o Transtorno

do espectro autista, segundo o DSM-5-TR, da Associação Americana de Psiquiatria :

Critérios para o diagnóstico:

Critério A

Déficits persistentes na comunicação e interação social em diferentes contextos como:

- Limitação na reciprocidade emocional e social, com dificuldade para compartilhar interesses e estabelecer uma conversa;
- Limitação nos comportamentos de comunicação não verbal usados para interação social, variando entre comunicação verbal e não verbal pouco integrada e com dificuldade no uso de gestos e expressões faciais;
- Limitações em iniciar, manter e entender relacionamentos, com variações na dificuldade de adaptação do comportamento para se ajustar nas situações sociais, compartilhar brincadeiras imaginárias e ausência de interesse por pares.

CRITÉRIO B

Padrões repetitivos e restritos de comportamento, atividades ou interesses, conforme manifestado por pelo menos dois dos seguintes itens, ou por histórico prévio:

- Movimentos motores, uso de objetos ou fala repetitiva e estereotipada (estereotipias, alinhar brinquedos, girar objetos, ecolalias);

- Insistência nas mesmas coisas, adesão inflexível a padrões e rotinas ritualizadas de comportamentos verbais ou não verbais (sofrimento extremo a pequenas mudanças, dificuldade com transições, necessidade de fazer as mesmas coisas todos os dias);
- Interesses altamente restritos ou fixos em intensidade, ou foco muito maiores do que os esperados (forte apego ou preocupação a objetos, interesse preservativo ou excessivo em assuntos específicos);
- Hiper ou hiporreatividade a estímulos sensoriais ou interesses incomuns por aspectos sensoriais do ambiente (indiferença aparente a dor/temperaturas, reação contrária a texturas e sons específicos, fascinação visual por movimentos ou luzes).

CRITÉRIO C

Os sintomas devem estar presentes precocemente no período do desenvolvimento, porém eles podem não estar totalmente aparentes até que exista uma demanda social para que essas habilidades sejam exercidas, ou podem ficar mascarados por possíveis estratégias de aprendizado ao longo da vida.

CRITÉRIO D

Esses sintomas causam prejuízos clínicos significativos no funcionamento social, profissional e pessoal ou em outras áreas importantes da pessoa.

CRITÉRIO E
Esses distúrbios não são melhor explicados por deficiência cognitiva e intelectual ou pelo atraso global do desenvolvimento.

Neste manual diagnóstico, o TEA fica classificado com o código 299.00 Transtorno do Espectro Autista.

Especificar-se:
• Associado a alguma condição médica ou genética conhecida, ou a fator ambiental; a outro transtorno do neurodesenvolvimento, mental ou comportamental.
• A gravidade atual para Critério A e Critério B: exigindo apoio muito substancial, exigindo apoio substancial, exigindo pouco apoio.
• Com ou sem comprometimento intelectual concomitante, com ou sem comprometimento da linguagem

5. Níveis de suporte e gravidade para o TEA:

Nível 1 de suporte:

Em geral, são pessoas que lidam com dificuldades para manter e seguir normas sociais, apresentam comportamentos inflexíveis e dificuldades de interação social desde a infância.

Podem ser mais difíceis de serem diagnosticadas pelo *masking*, estratégia adotada por muitas pessoas com TEA, desde a infância, para evitarem *bullying*, sofrimento psicológico e estresse.

No *masking*, as pessoas com TEA tentam, a partir da imitação do comportamento de pessoas neurotípicas, esconderem o transtorno e se comportarem da forma que a sociedade espera. Ao longo da vida, autistas que tiveram que recorrer à essa estratégia para se sentirem seguros sentem ainda mais dificuldade de se expressar livremente, precisando de apoio psicológico para desfazer os efeitos negativos do *masking*.

Mesmo que tenha um nível maior de autonomia para algumas tarefas, vale lembrar que o autista de suporte 1 não é "menos" autista do que uma pessoa de suporte 2 ou 3.

O autista de nível 1 sente impactos consideráveis do transtorno em seu cotidiano, e continua precisando de terapias e acompanhamento profissional.

Nível 2 de suporte:

Em geral, apresentam comportamento social atípico, rigidez cognitiva, dificuldades de lidar com mudanças e hiperfoco (interesse intenso por determinados objetos, pessoas ou temas).

Nesse nível do espectro, o autista demonstra déficits marcantes na conversação, com respostas reduzidas ou consideradas atípicas. As dificuldades de linguagem são aparentes mesmo quando a pessoa tem algum suporte, e a sua iniciativa para interagir com os outros é limitada.

Nível 3 de suporte:

Nestes casos, os indivíduos têm dificuldades graves no seu cotidiano e déficit severo de comunicação, com uma resposta mínima a interações com outras pessoas e a iniciativa própria de conversar muito limitada. Também podem adotar comportamentos repetitivos como bater o corpo contra uma superfície ou girar, e apresentarem grande estresse ao serem solicitados a mudarem de tarefa.

Autistas níveis 2 e 3 de suporte também apresentam uma incidência maior de comorbidade, como episódio depressivo, transtorno de déficit de atenção/hiperatividade, transtorno obsessivo compulsivo, ansiedade, epilepsia, distúrbios do sono, dificuldades de fala, distúrbios gastrointestinais, deficiência intelectual e dificuldades de coordenação motora.

"Se você não consegue descrever o que está fazendo como um processo, você não sabe o que está fazendo."
Willian Edwards Deming

CAPÍTULO II

Principais sintomas, processo avaliativo e diagnóstico

É importante frisar que todas os critérios de diagnósticos presentes, tanto na CID-11 quanto no DSM-5-TR, existem na população geral, e apenas a soma desses critérios podem definir a síndrome do transtorno do espectro autista. Não basta ter uma estereotipia ou um atraso na fala para se definir o transtorno, e existe um número mínimo de caraterísticas para que esse diagnóstico seja realizado.

Outro fator essencial, é necessariamente haver conhecimento de psicopatologia para que se tenha claro se o comportamento observado é, de fato, estabelecido com um dos critérios diagnósticos definidos.

Apesar de haver uma busca constante para que sejam encontrados marcadores biológicos para o TEA, ainda o diagnóstico é feito de forma descritiva e não há nenhum marcador, exame de imagem ou genético que possa caracterizar essa síndrome. Portanto, até o momento, o TEA é uma síndrome de causa não definida, e determinada apenas pela observação do comportamento e características cognitivas.

Como todo diagnóstico descritivo, há diferenças clínicas muito grandes entre os portadores da síndrome. Mas, esss diferenças são estabelecidas, principalmente, por dois aspectos do desenvolvimento que são essenciais: a linguagem e o nível intelectual.

A linguagem é o primeiro deles. Indivíduos com TEA que desenvolveram a fala dentro da idade correta têm padrões de funcionamento global melhores do que os indivíduos que não desenvolveram a fala, ou que atrasaram, vindo ou não a desenvolvê-la posteriormente.

O segundo, é o nível intelectual. Quando o nível intelectual da criança é normal, geralmente, o prognóstico é melhor e os sintomas são mais leves. Nem sempre é fácil avaliar o nível intelectual de crianças com TEA, mas há instrumentos estruturados para que seja feita essa avaliação. O nível intelectual baixo torna o prognóstico pior e os sintomas são mais evidentes e impactantes na vida do portador e de sua família.

Portanto, o nível intelectual e de desenvolvimento da linguagem são os fatores mais importantes para a definição do prognóstico e do nível de gravidade dos sintomas clínicos. São tão relevantes que praticamente definem os níveis de suporte (I, II e III) do DSM-5-TR e os subtipos de TEA que existem na CID-11, da OMS.

Apesar de não fazer parte dos sintomas essenciais para o diagnóstico de TEA, é muito comum a presença de sintomas secundários, como: hiperatividade motora, impulsividade, alterações de sono, comportamentos de agressividade contra si e contra outras pessoas, déficit de atenção, tiques motores, entre tantos outros.

6. Alterações no desenvolvimento da linguagem:

Há um cena que vivi durante mais de trinta anos, e, ainda, não deixo de ficar incomodado e triste ao passar por ela: uma família me procura porque seu filho(a) ainda não fala. e após uma avaliação criteriosa a criança recebe o diagnóstico de transtorno do espectro autista.

Essa é a queixa clínica mais comum que observo no meu dia a dia. De fato, se seu filho não fala nada e está por volta de 2 anos de idade, você deve procurar ajuda médica, ou no mínimo, falar com o pediatra da criança.

A chance de ser algo mais grave aumenta caso a criança não compense a ausência da fala com nenhuma outra forma de comunicação. Como, por exemplo, utilizar a mímica ou a gestualidade para tentar expressar aquilo que deseja.

De fato, um dos principais sintomas de TEA é um desenvolvimento da linguagem alterado, que pode ser desde uma ausência total da fala até a presença da fala, mas com alterações qualitativas, tais como: falas repetitivas, estereotipadas e monocórdias.

Alterações de linguagem ocorrem muito cedo. Não apontar no primeiro ano de vida e não olhar em di-reção apontada por alguém são duas das principais delas. Outro sintoma é pegar os pais pelas mãos e levá-los até aonde deseja ou para fazerem algumas ações, como pegar comida, entre outras.

Um outro aspecto importante da linguagem é uma qualidade baixa de contato olho a olho com outras pessoas.

Desde muito cedo na descrição de indivíduos com TEA é relatado que crianças autistas transfixam, com seu olhar, o corpo daquele que os interpela, olhando para atrás do sujeito em sua frente.

É muito comum que as crianças que conseguem desenvolver a fala, tenham uma fala rebuscada, ou pouco criativa. Muito frequente, também, há repetições de assuntos e temas. Esse tipo de linguagem costuma ser pouco eficiente para comunicação entre as pessoas.

Uma outra queixa frequente é que a criança começou a falar, mas, de repente, parou e estacionou no desenvolvimento da fala, assustando muito os pais.

Portanto, devemos supor uma evidente situação de risco para TEA para todas as crianças que:

- atrasam para falar, mas não compensam o atraso da fala com a mímica e a gestualidade;
- começam a desenvolver a fala, mas após param de forma repentina;
- desenvolvem normalmente a fala, mas a utilizam de forma pouco eficiente para gerar comunicação;
- demonstram alterações qualitativas ou quantitativas de linguagem.

7. Alterações no desenvolvimento da cognição social:

Como a linguagem não pode estar dissociada do social, uma outra queixa comum são as dificuldades de interação nos relacionamentos interpessoais. Não é incomum que haja queixas de isolamento social, do indivíduo estar sempre sozinho, ou não entender as diversas situações sociais que vivencia no dia-a-dia. Ele pode tanto estar sempre isolado, como interromper conversas importantes de adultos, sem perceber que o fez e que atrapalhou muito a conversa.

Essas alterações da cognição social são de ordem primária. Há uma dificuldade de se colocar na posição do outro.

As crianças com TEA vivenciam mais situações de isolamento do que indivíduos com desenvolvimento típico. Eles costumam ter mais dificuldades de relacionamento com seus pares, bem como procuram brincar sozinhas. Isso não quer dizer que, em certos momentos, não possam brincar com outras crianças. Mas tanto qualitativamente, quanto quantitativamente, suas interações sociais são bem diferentes e menos frequentes.

Ela brinca de forma rígida, e costuma se manter sozinha ou muito mais isolada do que as crianças com desenvolvimento normal.

8. Comportamentos repetitivos, rígidos e estereotipados:

É muito comum a queixa de isolamento associado a um comportamento repetitivo ou muito rígido. É comum a criança enfileirar brinquedos, não ficar muito tempo com o brinquedo e, a seguir, mudar para outro, ter comportamentos estranhos (como cheirar os objetos ou ficar deitado olhando para o brinquedo com o canto dos olhos).

Um padrão rígido de comportamento também é uma queixa bastante comum. Seguir sempre o mesmo caminho, usar sempre as mesmas roupas ou comer sempre os mesmos tipos de alimento são queixas comportamentais comuns, descritas pelos pais.

9. Alterações sensoriais:

É muito comum queixas relacionadas a fatores sensoriais, tais como: o indivíduo não aceitar cortar o cabelo, não usar roupas feitas de certas tecidos, ou não ficar muito tranquilo frente a estímulos auditivos (latidos de cachorros, explosão de fogos de artifícios, apitos, entre outros).

10. Características cognitivas:

Os indivíduos com TEA são caracterizados por apresentarem diferenças qualitativas e quantitativas ao longo do seu processo de desenvolvimento, em sua cognição social e em sua linguagem.

Essas alterações se apresentam na forma de reduzido interesse social. Cursam com isolamento e pouco ou nenhum contato afetivo.

Costumam apresentar uma insistência na "mesmice", que aparece na forma de um comportamento rígido e calcado em um padrão de comportamentos repetitivos e estereotipados com forte apego a objetos e a interesses restritos. Podem ser pessoas com alta necessidade de sistematização e com reduzida capacidade criativa.

Do ponto de vista da linguagem, pode haver desde uma ausência total da fala, mímica e gestualidade, até sutis problemas de linguagem (como uma fala monótona e/ou rebuscada, por exemplo).

Indivíduos com transtorno do espectro autista apresentam um desenvolvimento atípico em diversas áreas do desenvolvimento cognitivo.

No domínio da cognição não social, há pior performance de raciocínio, de resolução de problema, na velocidade de processamento, na atenção, na fluência e compreensão verbal, e na sua memória de trabalho. No domínio da sua cognição social, não conseguem se colocar na posição do outro (teoria da mente), falham ao processar e perceber as emoções, além de terem sérias dificuldades de entendimento da linguagem expressiva, que cursam desde uma ausência extrema de suas habilidades de linguagem até a presença de uma fala literal.

Nos indivíduos que apresentam um nível intelectual dentro do esperado para sua idade e cultura, costuma haver um desbalanço caracterizado por uma alta relação entre o seu quociente intelectual de execução e o seu quociente intelectual verbal.

11. O processo de avaliação médica:

Após encontrar o profissional adequado para a avaliação, tenha em mente como deve ser esse processo avaliativo.

De forma geral, há uma entrevista com os pais para colher dados das queixas apresentadas e toda a história médica pregressa, incluindo antecedentes fami-liares, da própria criança, uso de medicamentos, hábitos da criança, tratamentos anteriores e seu processo de desenvolvimento.

Na maioria das vezes, esses dados são complementados com informações obtidas com a escola, com os profissionais de outras áreas que atendem a criança e, se necessário, até com outros membros da família (avós, tios, irmãos acima de 18 anos).

De fato, como o diagnóstico é descritivo, fundamentalmente, o acesso a diferentes fontes de informação são essenciais para que se tenha o maior número de dados clínicos possíveis do paciente, aprimorando assim o processo avaliativo.

É essencial, na avaliação, o profissional observar

o comportamento da criança presencialmente e com tempo suficiente para entender essas questões psicopatológicas, as interpretar na forma de diagnósticos diferenciais (que, na maioria das vezes, é dado por exclusão e/ou associação dos sintomas observados) e de seus aspectos psicopatológicos.

Essa interpretação é um ponto crítico no processo avaliativo, pois muitos comportamentos podem ser decorrentes de patologias diferentes que, apesar de serem iguais do ponto de vista fenotípico, são absolutamente diferentes em seu aspecto clínico, etiológico e evolutivo.

Após a coleta de dados e observação da criança, pode ser necessário o uso da propedêutica armada (exames laboratoriais, genéticos e de imagem) para se descartar diagnósticos de transtornos orgânicos e de uma possível etiologia para o TEA.

É importante frisar que o processo avaliativo é muito dinâmico e que a avaliação dos sintomas deve ser feita em todos os momentos que o profissional tenha contato com o paciente, ao longo do acompanhamento clínico.

Devemos lembrar que a criança está em um processo de desenvolvimento que não é linear. Não é uma curva ascendente. Pelo contrário, desenvolvimento psíquico de qualquer criança acontece em saltos. O desenvolvimento é mais uma escada, do que propriamente uma curva ascendente.

Portanto, de um "dia para o outro", a criança pode adquirir funções não observadas poucos dias atrás. Em uma semana, o observador pode perceber melhorias do comportamento, da linguagem, da abstração, entre outras funções.

Ao final desse processo, os pais têm o direito a terem o máximo de informações possíveis sobre o diagnóstico e possíveis causas, além das melhores opções de tratamento e o prognóstico esperado.

É fundamental o seguimento clínico da criança de uma forma próxima: se possível, mensalmente no início, e a cada 3 meses à medida que haja uma estabilização do processo de tratamento e uma evolução clínica dentro do esperado, de acordo com planejamento terapêutico previamente estabelecido.

12. *O diagnóstico de transtorno do espectro autista:*

O transtorno do espectro autista é o termo aferido para diagnosticar um constructo teórico, definido por especialistas da OMS, e publicado na Classificação Internacional de Doenças, em sua décima primeira revisão (OMS, 2022). Ainda não é considerado uma doença e, sim, uma síndrome, definida por alterações no desenvolvi-mento de suas características sociais, de linguagem e de sua capacidade criativa (essa por sua vez, dada pela presença de padrões de comportamento repetitivo, restrito e ritualizado).

Os sintomas devem se iniciar precocemente no desenvolvimento da criança e percorrem a vida toda, com alterações da psicoplastia dos sintomas ao longo do desenvolvimento e das condutas terapêuticas.

A OMS determina critérios diagnósticos que devem ser preenchidos para que seja dado esse diagnóstico (relatados na parte I do livro).

13. Aspectos do diagnóstico que não podem ser negligenciados:

1. Número de sintomas: sintomas isolados de autismo existem na população geral, mas somente a soma desses sintomas é que determina o transtorno. A presença de um ou outro sintoma não define o diagnóstico de TEA.

2. Impacto: A necessidade da presença de sintomas graves o suficiente para gerar impacto na vida dos indivíduos diagnosticados.

3. Evolução: A evolução diferente e não condizente com a evolução de indivíduos sem TEA.

4. Diagnóstico diferencial: A falta de diagnóstico diferencial com outras patologias (como, por exemplo, transtorno do desenvolvimento intelectual, transtorno do desenvolvimento da linguagem, mutismo eletivo, transtorno de personalidade, transtornos de humor, entre outros) tem sido algo gritante. Ironicamente, TEA parece ser o único diagnóstico, atualmente, em psiquiatria infantil.

5. Psicopatologia: Problemas graves na formação dos profissionais, que cada vez menos estudam psicopatologia ou têm aulas práticas sobre o tema. É necessário o conhecimento psicopatológico dos sintomas para distinguí-los de outros significados clínicos.

6. Comorbidades: A necessidade que seja feito o reconhecimento e diagnóstico das possíveis comorbidades.

7. Instrumentos estruturados de avaliação: A maior parte dos instrumentos estruturados de avalição foram desenvolvidos para triagem de possíveis casos clínicos e não devem ser usados como instrumentos de diagnóstico.

8. Marcadores: Não há marcadores biológicos.

9. Processo avaliativo: A observação do paciente dever ser feita com tempo e qualidade, além de momentos de observação em locais e situações diversas.

Se, por um lado, a ausência do diagnóstico precoce agrava o prognóstico, devido a demora da intervenção terapêutica, por outro a realização de um diagnóstico incorreto de TEA gera erros de intervenção, custos desnecessários de tratamento, falta de entendimento dos sintomas por parte da família, e rotulação da criança de forma desnecessária e impactante ao longo da vida.

O uso de instrumentos de *screening* e de diagnóstico de TEA podem ser úteis em uma série de situações clínicas, mas devemos ter em mente uma correta interpretação dos resultados.

❖ ❖ ❖

"Desperta teus sentidos para que não percas tudo de belo e formoso que te cercas. Apaga a cinza de tua vida e acenda as cores que carrega dentro de ti".

Pablo Picasso

CAPÍTULO III

TEA - do reconhecimento em crianças ao reconhecimento em indivíduo adultos

14. A primeira a reconhecer os sintomas:

De forma geral, a primeira pessoa a reconhecer esses sintomas é a mãe. É comum que as queixas da mãe não sejam consideradas pelas outras pessoas da família. É usual o pai não aceitar essas queixas, o que faz com que os pais levem muito mais tempo para buscarem alguma ajuda. Não é pouco frequente que a mãe seja considerada "louca" pela família.

É importante considerar que não basta ter um ou outro desses sintomas, anteriormente descritos. Caso os pais observem alguns desses comportamentos, a busca de um profissional especializado é o melhor a fazer. Falar com o pediatra da criança é uma boa conduta.

Mas, devemos considerar que alguns pediatras nunca tiveram oportunidade de ver uma criança com autismo em sua prática profissional e isso faz com que muitos deles esperem muito tempo até encaminhar a criança para a avalição.

É importante que os pais ouçam a escola de seus filhos e questionem à professora se ela tem observado algum comportamento diferente na criança em relação aos outros alunos. Apesar de ser difícil emocionalmente para os pais, saber a opinião de outros membros da família, de amigos, ou qualquer outra pessoa que possa prestar informações sobre a criança, pode ajudar a família a ter novas informações sobre o comportamento do filho(a).

Ratificando, caso você observe qualquer um desse sintomas em seu filho, procure ajuda do seu pediatra. Se a avaliação do pediatra não for satisfatória, acredite no seu instinto e busque outra opinião, visto que o diagnóstico precoce é essencial para que se tenha uma boa evolução clínica.

15. Qual profissional deve-se procurar para encontrar ajuda?

Muitos profissionais apresentam conhecimento técnico para determinar o constructo do transtorno do espectro autista.

Mas, o primeiro profissional que eu buscaria seguramente é o pediatra da criança. Devido a puericultura, o pediatra é o profissional que mais conhece a criança, e seguramente o primeiro que deve consultado. Se não houver certeza que o pediatra tenha razão, não é um problema consultar um outro profissional.

Das especialidades médicas, seguramente, buscaria um psiquiatra da infância e adolescência ou um neurologista infantil. Do ponto de vista prático, o neurologista investiga possíveis causas para o surgimento dos sintomas enquanto o psiquiatra de crianças e adolescentes busca caracterizar o aspecto comportamental e estabelecer se há sintomas suficientes para se ratificar ou não o diagnóstico de TEA.

Evidentemente, há alguns profissionais muito especializados em indivíduos com TEA que têm totais condições de realizar o diagnóstico de autismo, independentemente se são da neurologia, psiquiatria, ou, até mesmo, da genética médica.

16. Quem é o melhor informante?

Com certeza, a mãe é a melhor informante (Moraes, 1999). Ela é a primeira a reconhecer os sintomas e, muitas vezes, tratada como "louca" por toda a família, por relatar e querer investigar os fenômenos que vem observando em seu filho. A mãe pode levar mais de três anos, a partir do momento que identifica os sintomas, para buscar ajuda.

O profissional de saúde é o segundo melhor informante. Psicólogas, fonoaudiólogas e terapeutas ocupacionais que, por algum motivo, já estão acompanhando essas crianças, são ótimos para relatar os sintomas e como eles vem evoluindo.

E então, em terceiro lugar, vem os professores. Por estarem envolvidos como muitas outras crianças, e não terem formação técnica no desenvolvimento patológico, podem demorar para perceber que o desenvolvimento da criança não anda bem.

E, por último, o pai, que além de não aceitar bem que o(a) filho(a) possa estar com algum problema de desenvolvimento, acaba, muitas vezes, impedindo a mãe de buscar ajuda, o que faz com que a realização do diagnóstico seja protelado.

Deve-se compreender que o diagnóstico precoce é o fator mais importante de prognóstico, junto com o nível intelectual e o desenvolvimento da fala.

Portanto, ouçam as mães!!! Quando uma mãe se queixa do desenvolvimento do filho, é muito provável que ela tenha razão.

Evidentemente, essa classificação é geral e, com certeza, há bons pais informantes, como também professores e pediatras bastante adequados e ágeis para identificarem e encaminharem a criança para uma avaliação especializada.

17. A idade do diagnóstico:

Apresentar atraso na fala é o principal fator associado a um diagnóstico precoce. Se for do sexo masculino e de uma condição socioeconômica mais alta, o atraso da fala se associa ainda mais a precocidade de diagnóstico. Condição econômica mais baixa se associa a diagnósticos mais tardios

(Hchen et al., 2023).

Chamack et al (2011) relata que entre 1960 a 1990, a idade do diagnóstico era entre 2 a 18 anos (média de 10 anos de idade), enquanto entre 1990 a 2005, a idade era de 2 a 8 anos (média de 5 anos). No dias atuais, as idades de diagnóstico giram por volta de 2 a 4 anos de idade, mas não é incomum que o diagnóstico seja realizado acima de 6 anos. A severidade do transtorno é associada a um diagnóstico mais precoce. Há muita controvérsia se o sexo interfere na idade do diagnóstico. A heterogeneidade das manifestaçoes clínicas dificultam a intepretação dos resultados dos estudos (Ratto et al., 2018).

18. Sinais precoces de TEA:

Através da análise de vídeos, há alterações no desenvolvimento dos indivíduos com TEA, desde o primeiro ano de vida. Os pais costumam relatar aos profissionais suas preocupações com o filho por voltas dos 18 meses de idade da criança. Não responder ao nome e não olhar para as pessoas são sintomas que distingue, indivíduos com TEA de indivíduos com retardo mental, antes do primeiro ano de vida. Não apontar, não observar o que é apontado, não responder ao nome no primeiro ano de vida são sintomas muito precoces.

Por vota os 12 meses de idade a atenção social da criança começa a aumentar vigorosamente, e a atenção não social (mais atrelada aos objetos), apesar de também aumentar, não aumenta com o mesmo vigor. Por outro lado, em indivíduos com TEA, a atenção não social aumenta vigorosamente e a atenção social não aumenta de acordo com o esperado.

Os indivíduos com o transtorno apresentam precocemente dificuldades em demonstrar empatia e suas brincadeiras espontâneas. Preferem mais atividades sensório motoras do que atividades de fundo imagina-tivo e abstratas.

Aos dois anos de idade, há pior desempenho em indivíduos nas seguintes áreas:

- contato olho a olho.
- responsividade ao sorriso social.
- expressão facial
- responsividade ao nome
- busca pelo contato
- demonstrar objetos
- responder a atenção compartilhada
- iniciar diálogos.

19. Autismo em adultos:

Tem crescido o número de adultos com o diagnóstico de transtorno do espectro autista (TEA). Eles formam dois grupos distintos. O primeiro, formado por aqueles que têm o diagnóstico desde a infância, e que precisam de suporte para que não sofram exclusão social e econômica durante a fase adulta da vida. O segundo, formado por aqueles que tiveram o diagnóstico inicial já adultos. Por terem quadros clínicos mais leves, o diagnóstico não foi realizado na infância. Esses têm sofrido preconceito, ansiedade e depressão, pela ausência de um diagnóstico mais precoce.

Da mesma forma, o transtorno tem impacto em vários aspectos da vida. Mesmo sendo realizado tardiamente, o diagnóstico ajuda a esses adultos a entenderem o motivo das dificuldades que passaram ao longo de suas vida (Griffiths et al., 2019).

Infelizmente, não se tem conseguido criar serviços que assistam às necessidades desses adultos com TEA. É algo urgente a ser feito. Ações nas áreas de saúde, serviço social, educação profissionalizante são necessárias o mais breve possível. Reduzir o estigma e ampliar a discussão em relação àqueles que tiveram o diagnóstico inicial na vida adulta é cada vez mais emergente.

20. Como contar ao seu filho que ele tem transtorno do espectro autista:

Seja aberto e honesto, os filhos têm o direito de saber sobre o diagnóstico, mas entenda que se deve ter cuidado com a forma de contar e a idade mais adequada.

Faça com que o diagnóstico traga um sentido. Explique que cada cérebro trabalha de uma forma diferente e que ninguém pensa do mesmo jeito. Isso faz com que o mundo seja mais interessante. Enfatize o conceito de neurodiversidade.

Adapte a discussão as necessidades específicas. De enfoque aos próprios interesses e experiências do seu filho. Utilize uma linguagem apropriada para a idade, mostrando características que são verdadeiras para ele, tanto as positivas, quanto as negativas.

Divida aquilo que você compreendeu sobre diagnóstico. Compartilhe suas experiências para guiar a discussão. Dê exemplos pessoais e diga como você lidou com as dificuldades ao longo da vida. Tenha tempo e um bom senso de humor durante a conversa.

É preferível que os pais contem aos filhos, pois os profissionais costumam frisar apenas aspectos negativos e as dificuldades enfrentadas devido a patologia.

21. Sexualidade:

A sexualidade é um conceito amplo. Se associa a pensamentos, comportamentos, atitudes, atrações, crenças, identidades e relacionamentos, segundo a Orga-nização Mundial de Saúde (OMS, 2006).

Ela é uma expressão natural de todas as pessoas e é determinante para relacionamentos saudáveis e que gerem satisfação sexual e qualidade de vida, além de ser reconhecida, pela OMS, como um direito humano.

A longo da sua vida, devido as dificuldades na cognição social e na linguagem, a sexualidade costuma ser uma das dificuldades que indivíduos com TEA apresentam.

Os indivíduos com quadros mais severos e com transtorno do desenvolvimento intelectual podem apresentar mudanças de comportamento e dificuldade nas regras sociais associadas a sexualidade humana. A partir do destravamento hormonal, que ocorre no início da adolescência, mesmo com dificuldades na cognição, esses indivíduos apresentam libido e demonstram desejo sexual. Dificuldades de entendimento social podem gerar comportamentos inadequados que preocupam os pais (por exemplo, masturbação em locais inapropriados).

Indivíduos de nível 1 de suporte e sem problemas intelectuais, por outro lado, podem apresentar dificuldades em iniciar, sustentar e entender padrões de dife-rentes tipos de relacionamento. É comum o indivíduo sofrer preconceito ao se revelar como tendo TEA, além de não conseguir sair de relacionamentos destrutivos e abusivos.

A consciência sexual dos indivíduos com TEA costuma ser reduzida. Quando se compara indivíduos com TEA e sem TEA, nos primeiros há uma maior prevalência de outras orientações sexuais, como homossexualidade, bissexualidade, assexualidade, entre outros (Maggio et al., 2022).

As meninas autistas costumam ter um conhecimento sexual maior e mais relacionamentos românticos/sexuais do que os meninos. Receber um diagnóstico tardio e mascarar suas dificuldades de interação social e de linguagem são fatores de risco para situações de violência e abuso sexual (Joyal et al., 2021).

Há necessidade de dar suporte tanto a família quanto ao individuo, mas há pouco conhecimento sobre como promover esse suporte, devido aos poucos estudos sobre o tema.

Em muitas situações clínicas, há necessidade de apoio psicoterápico e orientação familiar.

"Elimine a causa que o efeito cessa."
Miguel de Cervantes

CAPÍTULO IV

Dos dados epidemiológicos à etiologia

22. Epidemiologia do TEA:

As taxas de diagnóstico de transtorno do espectro autista têm crescido muito rapidamente em todo o mundo, principalmente a partir do inicio da década de 90.

Roman Urrestarazu et al. (2021), na Inglaterra, relatam uma prevalência do TEA em 1,76% dos indivíduos, entre 2 e 21 anos de idade, sendo que o diagnóstico ocorre mais em meninos do que em meninas (proporção de 4:1). Nesse estudo houve mais diagnósticos de TEA em negros e em indivíduos com maior desvantagem social.

Ainda na Inglaterra, as taxas de diagnóstico de TEA são de 2,94%, entre indivíduos com a idade de 10 a 14 anos (1:34) contra 0,02%, entre indivíduos acima de 70 anos de idade.

Por projeção, os dados coletados nesse estudo sugerem que entre 435.700 a 1.197.300 pessoas podem ter autismo e não terem sido diagnosticadas.

Corresponde a 59 a 72% da população diagnosticada como tendo TEA, e 0,77 a 2,12% do total da população inglesa.

As taxas de incidência são de 1:250, entre indivíduos com 5 a 9 anos, 1:4000, entre indivíduos entre 20 e 49 anos, e 1:18.000, entre indivíduos acima de 50 anos (O'Nions et al., 2023).

Zeidan et al. (2022) relatam uma prevalência global dos diagnósticos de TEA de 100:10000 (variando de 1.09 a 436:10000). Em um terço dos sujeitos diagnosticados com TEA, ocorre a comorbidade com o transtorno do desenvolvimento intelectual. Em 2012, a prevalência no mundo todo foi, em média, de 62:10000 crianças, com taxas maiores de prevalência em meninos.

Têm ocorrido um aumento dos diagnósticos de TEA no mundo todo. Esse aumento pode refletir uma série de fatores que atuam de forma combinada:

• aumento da consciência da população e dos responsáveis pela saúde pública em relação ao TEA;
• maior capacidade de avaliação, identificação e atendimento desses indivíduos;
• maior exposição a fatores de risco ambiental, tais como antidepressivos, uso de pesticidas na agricultura, mudanças no padrão alimentar da população.

As diferenças de proporção entre homens e mulheres podem estar associadas a um modelo diagnóstico que é centrado no indivíduo do sexo masculino.

Outro fator seria o *masking*, mais presente em mulheres, ou seja, o ato de disfarçar e demonstrar menos os seus sintomas, por terem maiores níveis de habilidades sociais do que os meninos, além de terem padrões repetitivos de comportamento mais aceitos socialmente (Chaaya et al., 2016).

Apesar de haver um claro aumento do número de diagnósticos de TEA ao longo dos anos, não tem ocorrido ao mesmo tempo um aumento do número de serviços especializados para o atendimento desses indivíduos.

Parece haver um relação entre a prevalência do diagnóstico de TEA e alguns determinantes de nível social, incluindo o local da residência e a raça/etnia. Os determinantes sociais favorecem a interferência de fatores biológicos associados aos sintomas de autismo.

Na Inglaterra de 1994 até 2017, a taxa cresceu de 5 para 1000 para 94 para 1000, usando a CID-10 como base de diagnóstico em todos esses estudos. Já existe mais do dobro de crianças autistas para cada criança com transtorno do desenvolvimento intelectual.

O primeiro estudo epidemiológico (Lotter et al, 1967) relata 1 criança autista para cada 2500 crianças. A partir de 1999, as taxas de prevalência nos EUA só aumenta, segundo o *Centers of Disease Control and Prevention* (CDC), as prevalêmcias foram 1:150; 1:110: 1:88; 1:66; 1:44 e 1:36. Mas, as taxas permaneceram estáveis até o início dos anos 90, quando começou uma curva ascendente chegando

1% da população, por volta do ano de 2017.

23. Possíveis causas do TEA:

A verdade é que ainda não sabemos o que causa o transtorno do espectro autista. Mas, algumas possibilidades vêm sendo investigadas, sendo que os aspectos genéticos são os mais estudados e os mais relevantes.

23.1. Causas ambientais:

Segundo Lord et al. (2022), as possíveis causas ambientais do TEA, de acordo com o nível de evidência, são as seguintes:

1 - Tem evidência científica:
- Hipóxia pré-natal
- Diabetes mellitus gestacional
- Uso de valproato durante a gestação
- Período entre gestações menor do que 12 meses
- Idade materna acima de 40 anos de idade
- Idade paterna acima de 50 anos de idade
- Filho mais velho com TEA
- Nascer pré-termo
- Obesidade materna

2 - Nível de evidência inconclusiva:
- Exposição pré-natal a pesticidas
- História familiar de doenças autoimunes
- Exposição a poluição do ar

- Nascer ao verão

3 - Sem evidência:
- Ruptura prematura da bolsa amniótica
- Hipertensão durante a gravidez
- Fumar durante a gestação
- Parto cesariana
- Gestação assistida
- Vacinação
- Trabalho de parto prolongado

23.2. Processos inflamatórios e tóxicos:

Estudando possíveis marcadores precoces para TEA, Lyall et al. (2021) concluem que níveis elevados de citocinas e quimiocinas, em amostras de soro materno, no meio do período gravídico, estão associados com TEA.

O aumento das citocinas pode estar associado a um processo inflamatório, com consequente ativação imunológica materna. Essa ativação gera alterações endócrinas na placenta (liberação interleucina 6 e 17) que afetam o desenvolvimento fetal (Zawadzka et al., 2021).

A exposição a produtos tóxicos (por exemplo, gás anestésico, pesticidas) pode causar mutação na linha germinativa espermatogoniais do homem, ou do conjunto de óvulos das mulheres, em genes relacionados ao desenvolvimento cerebral, levando a anormalidades da metilação do DNA do espermatozoide ou do óvulo maduro.

Após a concepção, o padrão é retido, perturbando a expressão genética e o processo normal de desenvolvimento cerebral no feto e da criança pequena.

A prole exibe um fenótipo de neurodesenvolvimento e comportamentos anormais (Escher et al., 2022).

Lyall et al.(2021) excluem níveis maternos e neonatais de vitamina D, mercúrio e fator neurotrófico cerebral como possíveis fatores etiológicos.

23.3. Achados neuroanatômicos e neurofuncionais

O único dado bastante evidente nos indivíduos com TEA é que eles têm um tamanho de cérebro maior do que os indivíduos não autistas, até os 6 anos de idade.

Os dados foram obtidos através de exames de ressonância magnética. Courchesne, Campbell & Solso (2011) demonstram que há um maior crescimento no início da infância, tanto em meninos quanto em meninas, seguido de um declínio muito rápido do crescimento cerebral, talvez por degeneração, no meio da infância até a adolescência. Esse crescimento cerebral alterado pode ser decorrente de alterações na expressão gênica, molecular ou sináptica.

23.3.1 Alterações de minicolunas

Minicolunas de células radiais são padrões citoarquitetônicos básicos do neocórtex de mamíferos. Estudos recentes revelam que o autismo está associado a uma "minicolunopatia" definida pela diminuição da largura colunar, desorganização das minicolunas, diminuição do tamanho e aumento da densidade das células, em cérebros de indivíduos com o transtorno (Casanova et al., 2010).

23.3.2. Neurotransmissores e mutações:

A interação entre múltiplos genes, e a sua expressão variável como resultado de fatores epigenéticos e ambientais, é uma forte teoria de causa do transtorno do espectro autista.
O papel dos neurotransmissores no desenvolvimento cerebral é uma importante área de estudo da etiologia do TEA.
Seguem abaixo os principais neurotransmissores, mutações associadas e as possíveis consequências das alterações desses sistemas (Eissa et al., 2018):

GABA:
- Anormalidades nos *locus 15q11-13*.

- Deleção do gene que codifica CNTNAP2, com comprometimento dos sinais inibitórios.
- Menor densidade de GABA.
- Alterações nas enzimas que fazem a biossíntese

Acetilcolina:
- Redução do receptor muscarínico (M1).
- Anormalidades em nAchR.
- Duplicação e mutações em CHRNA7
- Deleções no gene CHRNB2
- Irregularidades na estrutura e número de e neurônios no núcleo colinérgico basal do prosencéfalo.

Dopamina:
Mutação do gene SLC6A3 (gene associado ao transporte da dopamina).

Glutamato:
- Aumento da expressão dos receptores AMP e NMDA.
- Aumento da proteína de transporte do Glutamato

Histamina:
- Expressão alterada da enzima histamina-

N-metil-transferase.
- Alteração da expressão gênica dos receptores histamínicos.

Serotonina:
Polimorfismo do gene SLC6A4 (associado ao transporte da serotonina).

23.3.3. Circuitos neuronais:

Um outro mecanismo possível é o comprometimento funcional dos circuitos neuronais. Como já dito, há evidentes alterações no circuitos glutamaérgicos e GABAérgicos com manifestação do aumento do número de sinapses excitatórias e densidades das espinhas dendríticas.

23.3.4. Estrutura sináptica:

Autópsias de pacientes com TEA têm revelado alterações estruturais importantes, como: diminuição do volume do corpo neuronal, aumento do número de células da glia, mudanças nas espinhas dendríticas e nos vasos cerebrais (Casanova, 2006). Há redução do "pruning" ao longo do desenvolvimento sináptico.

23.3.5. Estrutura cerebral:

Exames de neuroimagem e investigações neuropatológicas demonstram anomalias no córtex cerebral, *striatum*, cerebelo, tronco cerebral, estruturas subcorticais e córtex pré-frontal medial. A amígdala (responsável pelo processamento emocional), núcleo acumbes (responsável pelo incentivo social), hipotálamo (responsável pela controle do estresse) e o córtex pré-frontal constituem a rede neuronal do comportamento social, que se baseia no sistema de regulação *top-down*. Essa rede periférica demonstra estar alterada em indivíduos com TEA (Wen-Ching et al., 2020).

23.4. Microbiota, imunologia e neuroinflamação:

Um descontrole intestinal pode levar a uma resposta imunológica e contribuir para uma disfunção da célula imunológica e uma ativação neuroinflamatória com liberação de citocinas. A microbiota intestinal afeta o cérebro através de sinais enviados de forma hormonal, imunológica e neural. As citocinas podem causar disfunção vascular-endotelial, além de comprometer a conexão funcional do cérebro e a densidade das espinhas dendríticas.

A cascata de citocina também pode ser liberada pela reação das células da glia e os astrócitos. Um perfil de citocina anormal pode ser um sensível marcador para indicar alterações no sistema imunológico (Jian et al., 2022).

23.5. Causa psicogênica?

O autismo também foi por muito tempo considerado um transtorno de ordem psicogênica e determinado por pais pouco afetivos. Teorias de ordem psicanalítica também foram aventadas, mas foram descartadas. A partir da década de 80, o autismo começou a ser compreendido como uma desordem cognitiva e de caráter biológico. Essa compreensão continua até os dias de hoje.

❖ ❖ ❖

"Nunca houve dois corações mais abertos, nem gostos mais semelhantes, ou sentimentos mais em sintonia."
Jane Austen

CAPÍTULO V

Diagnóstico de transtornos associados ou que têm sintomas semelhantes

24. Diagnóstico diferencial e/ou comorbidades do TEA:

Existem diversas condições médicas que têm sintomas semelhantes ao do transtorno do espectro autista. Essas condições podem ser diagnósticos diferenciais ou mesmo virem associados aos quadros de autismo.

24.1. Transtorno do desenvolvimento intelectual:

É um transtorno definido pelo nível intelectual do indivíduo acometido. Quando a inteligência global do indivíduo não está dentro do que se espera para sua faixa etária, e quando esse fato gera dificuldades de adaptação social, temos um transtorno do desenvolvimento intelectual.

Mas, o que é inteligência?

É um constructo teórico muito difícil de ser

definido, mas, de uma forma geral, é a soma das habilidades de raciocínio lógico e abstrato, das habilidades de linguagem, da capacidade psicomotora e de sua adaptabilidade social.

Temos uma capacidade intelectual que é fluída e determinada por fatores inatos, biológicos e sua inter-relação com o meio ambiente de forma livre. É a inteligência do matuto da beira do rio. Temos a inteligência cristalizada, determinada pelos anos de estudo do indivíduo. Seguramente, se o indivíduo apresenta uma capacidade fluída boa e consegue complementá-la com anos de estudo formal terá uma capacidade intelectual privilegiada.

De forma geral, o nível intelectual é determinado de duas formas:

Uma qualitativa, quando a avaliação é feita através da observação, capacidade pedagógica apresentada, e testes de fundo qualitativo.

E, a outra, quantitativa, determinada pelo uso de testes estruturados que determinam valores brutos para o quociente intelectual do individuo. Esses testes são pautados em amostras normativas que determinam os resultados de desempenho esperado para a idade cronológica. O principal teste validado utilizado no Brasil é a Escala de Inteligência de Wescheler. De forma geral, ele é um dos testes empregados em uma avaliação neuropsicológica, que se utiliza de uma série de outros testes estruturados e determina várias funções cognitivas como atenção, memória, rapidez de processamento da informação, entre outras.

Como o transtorno do espectro do autismo é definido por alterações no desenvolvimento da cognição social, linguagem e capacidade criativa, evidentemente, ele facilmente se confunde com um transtorno de funcionamento intelectual (Hossain et al, 2020).

Além de um diagnóstico diferencial, o transtorno de desenvolvimento intelectual costuma ser uma comorbidade do transtorno do espectro do autismo. Na verdade, mais de 30% dos indivíduos com TEA tem um nível intelectual abaixo da média esperada.

A grande forma de diferenciar um transtorno do outro é determinar se a cognição social do indivíduo avaliado é adequada ao nível intelectual apresentado pelo mesmo. Portanto, todos os indivíduos com suspeita de transtorno do espectro do autismo devem ter seu nível intelectual avaliado (qualitativamente ou quantitativamente, de preferência das duas formas).

Esses indivíduos apenas podem ser considerados portadores de TEA se a cognição e a linguagem estão abaixo do esperado para o seu quociente intelectual (Bourke et. al., 2016).

Ao se avaliar indivíduos com transtorno do desenvolvimento intelectual (TDI) para um potencial diagnóstico de transtorno do espectro do autismo (TEA) é fundamental que tenhamos consciência das habilidades cognitivas das crianças avaliadas, e o quanto certas manifestações clínicas são influenciadas pelas alterações dessas habilidades. Não se esqueçam que o fenótipo do TEA é dado por questões descritivas de comportamento (Thurm et al., 2019).

24.2. Transtorno de déficit de atenção/hiperatividade:

Esse transtorno é definido por sintomas de déficit de atenção, hiperatividade motora e impulsividade que se iniciam precocemente e geram impacto negativo nas vida familiar, acadêmica, social e subjetiva dos indivíduos acometidos.

Ele tem três apresentações distintas:
- Transtorno de déficit de atenção/hiperatividade de apresentação desatenta;
- Transtorno de déficit de atenção/hiperatividade de apresentação hiperativa/impulsiva;
- Transtorno de déficit de atenção/hiperatividade de apresentação combinada.

Como dito anteriormente, além do "core" de sintomas que define o diagnóstico de TEA, não é incomum haver sintomas de hiperatividade, déficit de atenção, impulsividade, agressividade e alterações de sono.

A ocorrência de TDAH em indivíduos com TEA é muito variável e está entre 4 as 63% (Lai et al., 2019).

Portanto, em muitas situações, depara-se com a necessidade de diferenciar se esses sintomas são decorrentes de um diagnóstico de TEA ou de TDAH, ou mesmo dos dois ao mesmo tempo.

Nem sempre é muito fácil fazer essa diferenciação, pois ambos os diagnósticos ainda tem um caráter descritivo, sem nenhum marcador biológico que determina a causa ou um diagnóstico mais apurado dos transtornos.

De forma geral, o transtorno do espectro autista é mais severo e mais impactante ao longo da vida. De tal forma, os indivíduos com TEA demonstram mais dificuldades na sua vida acadêmica, menos adaptabilidade social, mais gastos com o tratamento e menor chance de vida adulta independente. Portanto, observar o nível de funcionamento global é essencial para se tentar diferenciar esses transtornos.

Apesar de ambos serem transtornos de desenvolvimento, o transtorno do espectro autista é percebido mais cedo pelos membros da família do que os indivíduos com TDAH.

Ao longo de sua vida, os indivíduos com TEA a-presentam mais dificuldades sociais, mais transtornos de linguagem e maior comprometimento do nível intelectual.

A gravidade dos sintomas, principalmente do déficit de atenção, parece ser maior e mais impactante nos indivíduos com TEA.

Em certos casos é necessário tratar os sintomas de hiperatividade ou de dificuldades de atenção para melhor se perceber as habilidades sociais do indivíduo que está em processo de avaliação diagnóstica.

Como a maioria dos transtornos, crianças com

TEA podem apresentar comorbidade com TDAH e apresentar os dois diagnósticos. Para que isso ocorra, a criança precisa preencher tantos os critérios clínicos para TDAH como para os de TEA (Hassain et al., 2020).

Como descrito anteriormente, não é simples se fazer a diferenciação entre os dois transtornos e é comum uma criança com TEA apresentar também o diagnóstico de TDAH.

Ao longo da evolução, a presença de sintomas de desatenção e hiperatividade persistentes agravam o prognóstico dessas crianças, pois a atenção e o controle motor são fundamentais para um bom desempenho acadêmico e vínculos sociais e familiares de qualidade.

24.3. Transtorno do desenvolvimento da linguagem (TDL):

Nesse transtorno, há dificuldades no desenvolvimento da fala. Mas, ao contrário dos indivíduos com TEA, eles " compensam" as dificuldades que apresentam ao falar através da mímica e da gestualidade. Além disso, indivíduos com TDL não costumam apresentar comprometimento do nível intelectual. Sua interação social, apesar de prejudicada pela fala, costuma ser normal.

As crianças com TDL apresentam mais alterações de humor do que as crianças com desenvolvimento normal, e ao longo do desenvolvimento são crianças que apresentam dificuldades para aprender a ler e a escrever.

Alterações de atenção também são mais prevalentes em indivíduos com TDL do que em crianças sem esse transtorno.

As dificuldades de atenção, a ausência ou atraso no desenvolvimento da fala e as alterações de humor, principalmente irritabilidade, seguramente afetam o relacionamento social da criança.

Mas, ao contrário dos indivíduos com TEA, eles têm uma boa cognição social, buscam o contato social e afetivo, além de se utilizarem de outros métodos de linguagem na ausência da fala.

Do ponto de vista do funcionamento global, costumam ter um funcionamento cognitivo global melhor do que os indivíduos com TEA, e têm uma evolução clínica e um prognóstico mais favorável.

Crianças com TEA apresentam maior necessidade de suporte e costumam ser mais dependentes na vida adulta do que indivíduos com TDL.

24.4. Surdez:

Poucas condições médicas podem gerar atraso no desenvolvimento da fala. Surdez é uma delas.

Apesar de poder cursar com sintomas de isolamento e dificuldades de comunicação, ela é muito simples de identificada, pois, na prática clínica, perceber se a criança ouve ou não, requer apenas com uma boa história médica.

Além disso , o indivíduo surdo costuma utilizar bem a sua linguagem expressiva, ter bom nível intelectual e um funcionamento global melhor do que os indivíduos com TEA.

De qualquer forma, é importante que seja feita uma audiometria em indivíduos com suspeita de autismo, para que seja descartada que as alterações sociais sejam decorrentes de uma surdez.

24.5. Mutismo eletivo

É muito importante diferenciarmos uma criança que tem dificuldades sociais de forma primária e a outra que simplesmente não fala na presença de pessoas não próximas afetivamente, mas que tem uma linguagem normal e se comunica muito bem com as pessoas do seu círculo afetivo.Muitas vezes, isso confunde os avaliadores, pois ela parece não falar e não interagir.

Socialmente, é muito comum a criança com mutismo apresentar ansiedade e se isolar para não precisar falar com outras crianças.

Crianças com mutismo seletivo apresentam muita ansiedade social e não falam na presença de indivíduos que não tenham um bom vínculo afetivo. Na presença de outras pessoas, costuma demonstrar ansiedade e não usar a fala com recurso de comunicação. Por isso, muitas vezes são confundidos com indivíduos com autismo, mas são facilmente identificados por dados de história e observação de vídeos da criança, no contexto familiar.

Indivíduos com mutismo seletivo costumam ter pais muito exigentes. Não é frequente a existência de comprometimento intelectual nesses indivíduos.

24.6. Síndromes genéticas:

Não é incomum a associação de síndromes genéticas em pacientes com TEA. As mais comuns e investigadas são a síndrome do X-frágil e a síndrome de Down.

A síndrome do X-frágil cursa com *fascies* alongada, baixa implantação de orelhas, comportamentos autistas, e é decorrente de uma constrição do braço curto do cromossomo X.

A síndrome de Down (trissomia do cromossomo 21) cursa com um *fascies* bem característico (por ser arredondado e haver um epicanto), baixa estatura, prega palmar única, baixa implantação do cabelo e das orelhas. Cursa com retardo mental e há comportamentos autistas em 7% dos indivíduos acometidos.

É importante esclarecer que há muitas outras síndromes genéticas que cursam com comportamentos autísticos.

Abaixo, veja alguns exemplos:

Tabela 1 Síndromes monogênicas selecionadas associadas ao transtorno do espectro autista e a genes correspondentes

Síndrome	Gene mutado
Síndrome do X frágil	*FMR1*
Síndrome de Rett	*MECP2*
Síndrome de Cowden	*PTEN*
Neurofibromatose	*NF1*
Esclerose tuberosa	*TSC1/2*
Síndrome CHARGE	*CHD7*
Síndrome de Sotos	*NSD1*
Síndrome de Beckwith-Wiedemann/Síndrome de Silver-Russel	*IGF2* (11p15)
Síndrome de Timothy	*CACNA1C*
Síndrome de Noonan	*PTPN11*
Síndrome de Angelman	*UBE3A* (15q11-q13)

Síndrome de Rubinstein-Taybi	*CREBBP*
Síndrome de Smith-Magenis/ Síndrome de Potocki-Lupski	*RAI1*
Síndrome velocardiofacial/ Síndrome de DiGeorge	Deleção do 22q11
Síndrome de Phelan-McDermid	Deleção do 22q13
Distrofia muscular de Duchenne	*DMD*
Síndrome de Cornélia de Lange	*SMC1A*

Adaptado de Betancur (2011)

24.7. Epilepsia:

É uma condição clínica frequentemente presente em indivíduos com TEA. Ela está francamente associada ao nível intelectual. Quanto menor o nível intelectual do indivíduos com autismo, maior o risco deles terem epilepsia em comorbidade.

Um outro fator importante é o fato dos quadros epilépticos em autistas se iniciarem muito precocemente no desenvolvimento da criança, ou a partir da adolescência.

Um quadro em particular merece ser descrito: a ausência epiléptica. A criança com ausência costuma apresentar vários momentos ao longo do dia que parece "se desligar". Ela perde a consciência e a recupera com muita rapidez. De forma geral, as crises de ausência são de alta frequência e muito rápidas, portanto podem ser difíceis de serem detectadas pelas famílias.

É essencial que qualquer forma de epilepsia seja sempre identificada e tratada, através do uso de medicações antiepilépticas, visto que, caso contrário, pode ocorrer agravamento do quadro de TEA, com maior isolamento, maior gravidade dos sintomas de desatenção, impulsividade e hiperatividade, bem como alterações do sono, piora da agressividade, entre outros agravamentos clínicos.

24.8. Transtorno alimentar e transtorno relacionado a alimentação:

Do inglês, "eating disorder" (transtorno alimentar) e "feeding disorder" (transtorno relacionado a alimentação).

Os transtornos relacionados a alimentação se referem a padrões restritivos de ingesta alimentar associados a seletividade, preferências alimentares e aceitação de alimentos novos.

De forma geral, começam na primeira infância, enquanto os transtornos alimentares ocorrem mais na adolescência.

São cinco vezes mais comuns entre indivíduos com o transtorno do espectro do autismo (TEA) do que entre indivíduos com outras patologias mentais (TDAH, transtorno de linguagem, transtorno de aprendizagem, entre outros), e quinze vezes mas frequente em autistas do que em crianças sem nenhuma patologia psiquiátrica. Há taxas de 62% de seletividade alimentar e 57% de recusa alimentar entre autistas, em estudos abertos.

A textura dos alimentos é a razão mais comum para a sua recusa. Texturas cremosas, alimentos que requerem intensa mastigação e comidas com caroços foram identificadas como as mais problemáticas.

O sabor e a cor do alimento são outros fatores

sensoriais que podem influenciar na seletividade alimentar.

Dois aspectos importantes são o nível intelectual e a gravidade dos sintomas de autismo. Quanto menor o nível intelectual e maior a gravidade dos sintomas de autismo, maior a chance da ocorrência do transtorno relacionado a alimentação.

Ainda não existem tratamentos especificos para o transtorno em indivíduos com TEA. Métodos de psicoeducação, melhoria do vínculo pais/criança, dessensibilização aos alimentos e o tratamento da inflexibilidade cognitiva estão entre as abordagens terapêuticas mais empregadas.

Os transtornos alimentares são mais conhecidos entre as pessoas, pois estão mais nas mídias. Entre eles estão a anorexia nervosa, a bulimia e o transtorno de comer compulsivo.

24.9. Problemas clínicos:

Indivíduos autistas morrem mais cedo que indivíduos não autistas, provavelmente em decorrência de doenças crônicas.

Autistas adultos tendem a desenvolver mais problemas cardíacos, problemas respiratórios e diabetes do que não autistas.

Meninas autistas podem ter maior risco de desenvolver asma e diabetes do que os meninos autistas.

Indivíduos autistas têm riscos maiores de saúde,

mesmo se controlados os seguintes fatores: cigarro, álcool e massa corporal.

24.10. Transtornos do desenvolvimento motor:

Alterações no desenvolvimento motor não estão entre os critérios diagnósticos para o transtorno do espectro autista. Apesar disso, dificuldades no equilíbrio, na estabilidade postural, na flexibilidade das articulações, na velocidade dos movimentos ocorrem mais em indivíduos com TEA do que sem TEA. Aproximadamente 79% dos autistas tem comprometimentos no desempenho motor.

Autistas costumam andar de forma menos harmoniza, mais desengonçada e com movimentos bruscos.

Para o indivíduos com TEA que praticam esportes, há melhora do equilíbrio, do desenvolvimento motor, da capacidade aeróbica.

Devido a estimulação dos receptores proprioceptivos, para que o indivíduo se mantenha em pé no skate há uma regulação somatosensorial que reduz a irritabilidade, gera relaxamento, e reduz sobremaneira os comportamentos estereotipados.

A prática do skate é barata e pode ser realizada na comunidade.

Fica a dica, skate é uma ótima atividade física para crianças com TEA.

24.11. Transtorno do sono:

Transtornos do sono ocorrem em mais da metade dos indivíduos com transtorno do espectro do autismo (TEA). Incluem dificuldades para iniciar e manter o sono, acordar precocemente, pesadelos prolongados.

Um sono de má qualidade piora os sintomas autisticos, contribui para alterações de humor, desregulação emocional, dificuldades para manter a concentração, piora da linguagem, além de haver maior presença de comportamentos repetitivos e estereotipados.

Condições clínicas, como epilepsia e refluxo gastroesofágico, cursam com maior prevalência de transtornos de sono ao longo da evolução clínica de indivíduos com TEA.

Higienização do sono, terapias comportamentais e uso de fármacos são boas opções de tratamento (Burckley et al., 2020).

24.12. Transtorno de personalidade:

Sintomas praticamente idênticos são observados em indivíduos com transtornos de personalidade do *cluster* C (Personalidade esquizóide, esquizotípica, obsessiva-compulsiva e a evitativa) e indivíduos com transtorno do espectro do autismo sem comprometimento intelectual, dificultando demais o diagnóstico diferencial entre os transtornos. Praticamente não há estudos sobre o tema.

Há mais neuroticismo em indivíduos com TEA (e se associa a gravidade dos sintomas) e menos extroversão, amabilidade e conscienciosidade, além de estarem menos abertos a situações novas do que indivíduos com transtorno de personalidade.

O número de diagnósticos de transtorno de personalidade aumenta em indivíduos com TEA, caso haja TDAH em associação, e diminui, se houver comprometimento intelectual.

O diagnóstico diferencial deve se basear no exame clínico, história cuidadosa, investigação dos primeiros 5 anos de vida, das primeiras relações sociais e em mudanças no estilo de vida. Escalas diagnósticas estruturadas podem ajudar (Camila et al., 2021).

É necessário um clínico experiente na área para que seja feito um bom diagnóstico diferencial ou em comorbidade.

24.13. Transtornos gastrointestinais:

Juntamente com os problemas de sono e a epilepsia, os distúrbios gastrointestinais são umas das principais condições médicas que se associam ao transtorno do espectro do autismo (TEA).

Indivíduos com essa comorbidade apresentam irritabilidade, agressividade e comportamentos autolesivos, entre outros.

Porém, indivíduos com TEA, em especial

crianças, têm dificuldades para descrever sintomas médicos, incluindo problemas gástricos e dor. Assim, há risco de se tratar os problemas comportamentais sem reconhecer o problema de base (Leader et al., 2022).

Deve-se lembrar que a maioria dos medicamentos psiquiátricos pode agravar a constipação, gerar sensação de empachamento e outros sintomas. Ou seja, corre-se o risco de agravar o distúrbio gástrico e, ao mesmo, não haver eficácia no tratamento dos aspectos comportamentais.

Fique atento! É imperativo que sejam investigados distúrbios gastrointestinais em crianças com TEA.

24.14. – Transtorno de ansiedade social:

É importante diferenciar que as dificuldades de interação social não são decorrentes de ansiedade social. Um bom exemplo para diferenciar a ansiedade social do autismo é a seguinte situação de vida: a criança é convidada para uma festa de aniversário.

A criança ansiosa fica preocupada antes da festa, sente-se angustiada, mas mesmo assim ela deseja ir à festa. Quando chega nessa festa, ela não tem contato social, pois ela está ansiosa, não tem assunto, tenta se isolar, mas, no fundo, ela quer brincar com as outras crianças e interagir, mas não consegue devido a ansiedade.

Por outro lado, o indivíduo com autismo não se preocupa com a festa (ou se preocupa muito, pois quer ir logo à festa). Ao chegar lá, ele brinca sozinha, se diverte e não está nem um pouco preocupado com as outras crianças, ele simplesmente não interage com elas. Ele não está ansioso, apenas não se interessa em interagir e pronto. Muitas vezes, ele interfere na brincadeira, sem se preocupar, ou mesmo brinca de forma isolada. É bom frisar que existem crianças com diagnóstico de autismo e que também apresentam ansiedade social. Nem sempre é fácil fazer essa diferença.

24.15. Transtorno de humor:

24.15.1 - Episódio depressivo:

Um episódio depressivo também pode confundir, mas é bem mais simples se diferenciar, visto que é algo episódico, com início e fim, além de ser associado claramente ao sentimento de tristeza e/ou irritabilidade.

Outros sintomas depressivos comuns são: insônia ou sonolência excessiva; perda de apetite ou excesso de apetite; perda do prazer (anedonia); sensação de fraqueza; desânimo; abandono de atividades corriqueiras; isolamento social (o que pode gerar a confusão com o quadro de TEA). Mas, como dito anteriormente, são quadros clínicos bem diferentes, sendo muito simples fazer o diagnóstico diferencial.

Na grande maioria das vezes, o episódio depressivo vem em comorbidade com o autismo. Em particular, os indivíduos de alto funcionamento (sem comprometimento intelectual e bom desenvolvimento da fala) costumam apresentar sintomas depressivos a partir da adolescência. Principalmente aqueles indivíduos com TEA que nâo tem um diagnóstico firmado e que não entendem os motivos de suas dificuldades. O mesmo ocorre com adultos.

Por outro lado, qualquer indivíduo com autismo pode apresentar sintomas depressivos ao longo de sua evolução, mesmo aqueles de nível 2 e 3 de suporte. Os sintomas, muitas vezes, se apresentam de forma diferente pelas dificuldades de fala ou nível intelectual. Pode ocorrer isolamento, sintomas de muita agressividade, aumento da atividade motora, comportamento opositor, recusa em participar das atividades de estimulação, além de todos os outros já descritos anteriormente. Portanto, em quadros mais graves, devemos estar atentos a outras formas de manifestação dos sintomas depressivos.

24.15.2. Transtorno bipolar:

O transtorno bipolar é caracterizado pela presença de fases depressivas e maníacas (fases eufóricas), com períodos de eutimia entre ambas.

Cerca de 80% dos indivíduos com transtorno

bipolar começam em fase depressiva, mas ao longo de sua evolução podem apresentar sintomas opostos da depressão, entrando em fase maníaca, caracterizada por sintomas de euforia, pensamento acelerado, inquietação psicomotora, taquilalia, insônia, labilidade afetiva, comportamento inadequado, hiperssexualidade, agressividade e humor eufórico.

Em individuos autistas, essas fases podem ser muito rápidas, com mudancas de humor ao longo do mesmo mês, da mesma semana, ou até do mesmo dia. Quem define o diagnóstico de transtorno bipolar é a fase maníaca. Isso quer dizer que para o diagnóstico de transtorno bipolar deve ter ocorrido uma fase maníaca pelo menos, mesmo que o indivíduo nunca tenha deprimido.

O mesmo não ocorre com a depressão. Caso o indivíduo apenas deprima, são episódios depressivos recorrentes. É uma questão conceitual.

O transtorno bipolar é o transtorno psiquiátrico mais herdável. Portanto, haver história familiar de bipolaridade é muito comum.

24.16 – Transtorno psicótico:

Desde o início da descrição por Kanner, o autismo foi confundido com a psicose infantil. Mas, por não apresentar sintomas alucinatórios, nem desorganização do pensamento, ou conteúdo do pensamento delirante, os indivíduos com autismo têm um quadro clínico claramente distinto de um transtorno psicótico.

Os quadros psicóticos, como a esquizofrenia infantil, iniciam-se mais tarde, e cursam com uma desestruturação da forma do pensamento e alterações sensoperceptivas. Os indivíduos com autismo iniciam os sintomas precocemente, geralmente abaixo de 3 anos de idade, e têm alterações na cognição social e na linguagem. São quadros clínicos bem distintos e o diagnóstico diferencial costuma ser simples de ser realizado.

Apesar disso, há relatos de desenvolvimento de esquizofrenia na adolescência em indivíduos que tiveram o diagnóstico de TEA na infância. Portanto, além de um diagnóstico diferencial, eles podem ocorrer de forma comórbida.

❖ ❖ ❖

"Os diagnósticos são realizados em 80% das vezes apenas com anamnese e exame físico"
Máxima da Clínica Médica

CAPÍTULO VI

Da observação a propedêutica armada

25. Há exames que fazem o diagnóstico de TEA?

Não há exames específicos que determinem o diagnóstico do transtorno do espectro autista. Ele é realizado apenas através da observação do comportamento da criança e entrevistas clínicas com a família, professores e profissionais de saúde.

Mas, como o transtorno cursa com muitas comorbidades, devemos realizar alguns exames que podem determinar uma possível causa do transtorno ou mesmo um diagnóstico comórbido.

Há uma grande discussão se os exames devem ser realizados em todos os pacientes, ou apenas em pacientes que tenham indícios clínicos de outros diagnósticos.

É bom frisar que a grande maioria dos pacientes não apresenta nenhum um tipo de alteração em uma rotina normal de avaliação ambulatorial. E, de cada dez pacientes investigados, apenas três apresentam algum tipo de alteração orgânica, mas que, geralmente, são inespecíficas ou achados de exames sem significado clínico.

Uma boa rotina de investigação está a seguir.

25.1. Ressonância magnética de crânio:

É um exame que tem uma capacidade de avaliar a anatomia cerebral. Pode-se encontrar desde mal formações a alguma alteração anatômica associada a possíveis síndromes genéticas. Mas, de forma geral, quando ocorre algum tipo de alteração, costuma ser inespecífica sem auxiliar as propostas de tratamento. Além de ser um exame de difícil realização em pacientes com TEA, é um exame caro e que pouco contribui ao planejamento terapêutico.

Por outro lado, é um exame que pode contribuir para o prognóstico (caso haja mal formações graves, por exemplo) e para possível entendimento da etiologia do transtorno. Métodos de integração de neuroimagem ainda são necessários (Muller & Fishman, 2018). Apesar de muito empregada para situações de pesquisa, ainda não é utilizada amplamente na prática clínica.

As vezes, os achados de imagem podem estar associados a alguma comorbidade do autismo.

25.2. Audiometria por potencial evocado do tronco cerebral (BERA):

É um exame fundamental para se detectar

surdez. Não se deve fazer audiometria mecânica através da observação da resposta da criança aos sons, pois a característica do autismo é não responder a certos timbres de estímulos sonoros.

25.3. Avaliação genética:

Atualmente pode ser feita uma avalição bem aprofundada dos fatores genéticos, desde uma avaliação através de um simples cariótipo de banda G (não costuma ter alterações) até estudos de micro deleções ou duplicações, pelo micro-array CHG, ou até mesmo uma análise genômica e molecular da criança. Está cada vez mais comum o sequenciamento genômico, o exoma e o sequenciamento do RNA, pois permitem uma avaliação quantitativa e qualitativa da parte do material genético ativo que está sendo transcrito do paciente (Kereszturi, 2023).

25.4. Eletroencefalograma (EEG):

Importante para possíveis diagnósticos de epilepsia em comorbidade (ausência epiléptica, mais frequentemente). Alguns autores, atualmente, tem tentado determinar um diagnóstico de TEA através de alterações no EEG, mas isso, ainda, é muito incipiente e questionável do ponto de vista clínico.

25.5. Bateria de erros inatos do metabolismo:

Vários são os erros inatos. O mais conhecido é a fenilcetonúria, que tem como causa uma alteração enzimática, fazendo com que haja um acúmulo de fenilalanina no sistema nervoso central. Pode cursar com retardo mental ou comportamentos autistas.

❖ ❖ ❖

"Como é um conto, assim também é a vida: não importa quanto tempo dura, mas quão boa é."
Sênica

CAPÍTULO VII

Da estimulação multidisciplinar a psicofarmacologia

26. Tratamento:

O tratamento tem um caráter crônico, é custoso economicamente e emocionalmente, demanda muito tempo dos pais, mas também marca o início de uma jornada de esperança e ressignificação da vida.

26.1. Aspectos gerais:

Quando pensamos o que os pais podem fazer pelos filhos, creio que, fundamentalmente, duas coisas: contribuir para que sejam felizes e independentes.

Às vezes, uma coisa não se associa a outra. Por isso, deve-se tomar cuidado para que, em busca da independência, não se comprometa a qualidade de vida de qualquer membro familiar.

A primeira e maior preocupação dos pais é se os seus filhos serão independentes e terão um "vida normal". Mas, isso é decorrente de uma vida de qualidade, em uma família adequada, bom rendimento escolar, amigos, cultura e uma vida ajustada economicamente, além de uma boa resposta clínica por parte do paciente. No meu entender, o principal fator de prognóstico.

Outro fator importante é a precocidade do tratamento. Quando ele se inicia de forma precoce (abaixo dos 3 anos de idade), indivíduos com TEA têm maiores chances de vida adulta independente. Em particular se, além de começarem tratar cedo, não apresentarem comprometimento intelectual ou de fala.

A família e a escola influenciam positivamente, pois são potentes catalisadores de uma evolução mais rápida e de melhor qualidade.

A família é o fator que determina a realização do tratamento e a evolução clínica do paciente. A sua dinâmica, a disposição dos pais, os mitos associados ao tratamento são aspectos familiares determinantes para o sucesso terapêutico e bom prognóstico.

Na grande maioria das vezes, sempre é a mãe que vai estar encabeçando o tratamento. Portanto, a mãe estar em boas condições emocionais e afetivamente estável é determinante em qualquer fase do processo.

A presença e o apoio do pai é fundamental, tanto no que diz respeito ao apoio afetivo à mãe, bem como à criança.

Existem muitas formas de constituição familiar, mas sempre o papel paterno e o papel materno são constituídos por um dos membros dessa família, independente de gênero. Esses papéis se referem ao apoio afetivo (papel materno) e a disciplina e perseverança (papel paterno). A ocupação desses papeis é fundamental para o sucesso do tratamento.

O apoio que a família recebe por parte da escola é determinante, pois quando a família tem bom vínculo com a professora da criança e com a direção da escola, é mais fácil que as adaptações necessárias sejam realizadas. Do contrário, é muito comum a escola dizer que vai fazer essas adaptações, mas não as faz, o que frustra muito a família.

De forma geral, é necessária a presença de um "mediador" para acompanhar a criança na escola. Essa pessoa auxilia a professora a desenvolver um trabalho pedagógico junto a criança, além de exercer um papel de função executiva auxiliar.

Devido a uma série de dificuldades já descritas associadas ao diagnóstico de TEA, de forma geral, o trabalho pedagógico deve ser individualizado e o currículo adaptado.

A evolução pedagógica da criança é um fator essencial, pois se ela é boa, a chance de vida adulta independente é bem maior.

O custo do tratamento é muito elevado devido às diversas técnicas terapêuticas que são empregadas. Ao longo da vida, os indivíduos com autismo utilizam, em média, sete diferentes métodos de tratamento.

Portanto, quando considerarmos qualquer planejamento terapêutico, devemos levar em conta o custo e o tempo dispendido no processo. Não se deve exigir sacrifícios em excesso por parte da família, visto que, como já dito, a qualidade de vida é um essencial objetivo do tratamento. É fundamental o equilíbrio entre "busca pela independência" e uma vida de qualidade para toda a família.

O local onde a criança reside é importante, pois não é em todo lugar que se encontra todos os recursos esperados para o tratamento. O planejamento terapêutico depende, além de recursos econômicos, de recursos humanos disponíveis para que possa ser concretizado.

Não há um tratamento específico que seja eficaz para todos os indivíduos com autismo. E é bastante questionável se temos evidências de que um tratamento seja superior a outro. Portanto, sugiro aos pais que utilizem uma soma de tratamentos distintos e complementares entre si.

Ao se fazer o planejamento terapêutico deve-se considerar o nível de funcionamento global da criança, que é plenamente associado ao nível de funcionamento intelectual, sua capacidade de linguagem e seu nível de flexibilidade.

Apesar de indivíduos com transtorno do espectro do autismo (TEA) compartilharem características fenotípicas que determinam seus próprios diagnósticos, há outros aspectos que os tornam únicos e bem diferentes entre si. E, portanto, os cuidados preconizados no tratamento devem ser absolutamente individualizados.

Algumas dessas características são fundamentais e devem ser sempre avaliadas:
- Nível intelectual;
- Uso funcional da linguagem;
- Padrões secundários de comportamento (heteroagressividade, insônia, hiperatividade);
- Momento emocional e econômico da família e seus objetivos com o tratamento;
- Recursos existentes na comunidade aonde ele vive;
- Presença de comorbidades;
- Sua condição física (muito comum problemas gastrointestinais, dentários, alérgicos, obesidade);
- Capacidade de abstração da criança;
- Vínculo da criança e da família;
- Características de personalidade dos pais;
- Idade e fase do desenvolvimento.

Essas são as principais condições, entre tantas outras, que determinam diferentes possibilidades terapêuticas e um melhor prognóstico.

26.2. Guia prático para o tratamento do TEA :

- Tratamento dos comportamentos indesejáveis e desafiantes através de métodos psicológicos de base comportamental;
- Construir habilidades de comunicação

funcional e espontânea;
- Engajamento em atividades apropriadas para a idade que tenham um significado subjetivo para o indivíduo;
- Intervenção precoce, frequente e em ambientes diferentes;
- Interação com outras crianças;
- Assegurar a generalização de novas habilidades;
- Participação familiar.

26.3. Estimulação multidisciplinar:

É muito importante que a estimulação seja iniciada de forma precoce. Se há algo importante para o sucesso do tratamento é a precocidade das intervenções realizadas. Quando o processo de estimulação ocorre abaixo dos 3 anos de idade, as chances de uma melhor evolução clínica e de sucesso no tratamento são bem maiores.

Além da precocidade do início do tratamento, é fundamental que o tratamento de estimulação seja feito com alta frequência e que seja mantido com "tônus" de estimulação ao longo dos anos. A revisão dessas propostas de estimulação deve ser frequente, pois a criança tem evolução constante. Mudanças de comportamento e da cognição dessa criança devem ser consideradas quando as propostas de estimulação forem revistas.

As medidas terapêuticas abaixo são as mais utilizadas, entre tantas possibilidades terapêuticas existentes, para que a criança com TEA seja estimulada.

26.3.1 Intervenções comportamentais e educacionais:

Várias são as formas de intervenção que incluem métodos comportamentais, métodos de desenvolvimento, métodos naturalísticos, métodos que se associam a aspectos educacionais, intervenções nas habilidades em grupos sociais, métodos que melhoram a linguagem, e métodos pautados na família e interação criança-pais.

Não é incomum o uso de terapias através de atividades físicas e integração de métodos sociais e de linguagem.

Muitas intervenções atuais baseiam-se na análise do comportamento aplicado original (ABA), mas tem surgido estratégias e tarefas mais naturalistas.

Segundo Lord (2022), existe uma variação considerável entre os diferentes modelos de intervenção em termos de:

• Modo de entrega (por exemplo, mediado pelos pais versus implementado pelo terapeuta);
• Duração (programas de 12 semanas versus programas de 2 anos);
• Intensidade (de algumas horas por semana a 40 horas semanais).

26.3.2. Análise do comportamento aplicado (Applied Behavior Analysis - ABA):

Há décadas, ABA tem sido o primeiro tratamento a ser recomendado como uma intervenção validada cientificamente, em diversos países. Por ser amplamente aceito, tem se tornado referência e principal base de apoio para a estimulação de crianças com TEA.

ABA tem mostrado melhora na cognição, habilidades sociais e na comunicação, além do comportamento adaptativo.

As primeiras intervenções propostas foram preconizadas para a melhoria de comportamentos mal adaptativos e melhoria na escola. O método começa através de atividades mais simples e segue até as mais complexas atividades cognitivas e sociais (Lovaas, 1987).

Ele define uma rotina de atividades para a criança seguir, e se pauta na repetição e atividades simplificadas. Há questionamento se o método pode reduzir as atividades espontâneas.

A medida que o tratamento vai sendo realizado, vai se colecionando dados, que são fundamentais para orientar modificações no programa de estimulação.

O método usa instrumentos estruturados de avalição, tem objetivos bem definidos, foca na interação e na motivação, na auto regulação e em dicas múltiplas (Gitimoghaddam et al., 2022).

26.3.3. Integração sensorial:

Percepções sensoriais aberrantes são comuns em indivíduos com TEA. O que parece é que alguns estímulos sensoriais podem passar de uma forma muito intensa pela formação reticular ascendente enquanto outros parecem que não são sentidos no córtex cerebral. Não é incomum as dificuldades que esses indivíduos têm para alguns estímulos tácteis. Por exemplo, ficar muito angustiado ou irritado ao cortar o cabelo ou a usar certo tecido de uma roupa. Isso também ocorre com questões auditivas (muita dificuldade com alguns sons), olfativas (não tolera certos cheiros) ou mesmo visual (estímulos estroboscópios, por exemplo).

Esse desbalanço sensorial costuma agravar os problemas de atenção, de linguagem, de regulação emocional e de controle motor.

A integração sensorial é realizada em salas com uma série de materiais para que a criança tenha contato de forma gradual com os estímulos (Schoen et al, 2019).

A sala é composta por colchões, materiais de diversas texturas, balanços, paredes de escala, piscina com bolinhas, entre outros. Portanto, a qualidade da sala de integração sensorial é importante, juntamente com a experiência do profissional de terapia ocupacional.

A integração sensorial promove um correção no processamento e na interpretação das diversas sensações percebidas pelo indivíduo autista, através da exposição gradual (e respeitando os limites do indivíduo) a toques, texturas, movimentos, posturas, ajudando o indivíduo a ir corrigindo a integração desses estímulos e a se adaptar com mais facilidade aos diversos ambientes.

26.3.4. Estimulação da linguagem:

A linguagem é central na clínica dos indivíduos com TEA, visto que costuma ser um dos primeiros sintomas observados pela família e é um dos mais importantes fatores de prognóstico e boa evolução. Crianças que falam até cinco anos de idade costumam ter uma chance muito maior do que as crianças que não falam até essa idade (apenas 2% dos pacientes que não falam até essa idade tem chances de ter vida adulta independente).

As disfunções de linguagem e de comportamento estão francamente associadas, visto que as dificuldades em se comunicar com o meio ambiente aumentam a irritabilidade do indivíduo autista (Posar & Visconti, 2021).

26.4. Tratamento farmacológico:

Do ponto de vista dos psicofármacos, há dois grupos de sintomas que queremos melhor. O primeiro, é o tratamento dos sintomas de base do transtorno do espectro do autismo: a dificuldade social, a dificuldade de linguagem e o padrão de comportamento estereotipado e repetitivo. O outro grupo, se refere aos comportamentos secundários, mas muito frequentes em indivíduos com autismo, como: as alterações de sono, agressividade, hiperatividade motora, déficit de atenção, impulsividade, oscilações de humor e ansiedade .

No que diz respeito aos sintomas primários, não há ainda tratamentos específicos que demonstrem auxiliar na melhora da cognição social e linguagem.

Por outro lado, os comportamentos estereotipados e repetitivos são os sintomas que melhor respondem a uma tentativa terapêutica com psicofármacos (Scahill et al., 2012). De forma geral, as estereotipias motoras podem responder bem ao uso de antipsicóticos atípicos como a risperidona e aripiprazol, ambos aprovados pela *U.S. Food & Drug Administration* (FDA), para uso em indivíduos com TEA, a partir de 10 anos de idade. Alguns padrões de fundo obsessivos podem ser melhorados com o uso de antidepressivos. Nesses caso, as doses utilizadas devem ser baixas e tituladas com moderação.

A linguagem não tem tratamento biológico com evidências de melhora. Apesar disso, há relatos de que o tratamento através do uso de vitamina B6 em altas doses pode contribuir para a melhoria da fala (Nye & Brice, 2005). Não é incomum o uso de outras vitaminas, como a B12, ou outros suplementos alimentares, como ômega 3 ou seus componentes.

Não há tratamento especifico para as dificuldades sociais.

Para os sintomas secundários, há as seguintes possibilidades (Hellings, 2023):

• Para agressividade: o uso de antipsicóticos atípicos, como a risperidona, o aripiprazol, a lurazidona, a olanzapina, o bexzpiprazol, entre outros. Não é incomum o uso de anticonvulsivantes como a carbamazepina, oxcarbazempina e o acido valpróico. São medicamentos que demoram mais para agir e costumam apresentar efeitos

paradoxais;
- Para as alterações de sono: uso de melatonina e alguns antipsicóticos que são mais sedativos;
- Para dificuldades de atenção: uso dos psicoestimulantes (como metilfenidato e lisdexanfetamina), além da atomoxetina e os antagonistas adrenérgicos;
- Controle da hiperatividade e impulsividade: da mesma forma, o uso de psicoestimulantes, atomoxetina e a clonidina;
- Crise epilépticas (como as crises de ausência): o uso de clobazam, carbamazepina, acido valpróico, entre tantos outros;
- Enurese funcional e encoprese: uso de antidepressivos tricíclicos;
- Variações constantes de humor: antipsicóticos atípicos e anticonvulsivantes.

De forma geral, esses medicamentos são seguros, apesar da maioria deles não ter sido muito estudada em crianças pequenas. Comumente, são usados de 6 meses até 2 anos, após a melhora dos sintomas, e depois são descontinuados para que seja novamente observado o comportamento sem os medicamentos. Isso é feito porque o cérebro humano está sempre em processo de mudança. Caso os sintomas retornem, se faz nova avaliação para que se verifique a necessidade ou não do remédio.

Seguem abaixo os principais efeitos colaterais observados de acordo com cada tipo de medicamento (Stahl, 2002):

- Psicoestimulantes: perda de peso, dor de cabeça, no início do tratamento, insônia e alterações do humor;
- Antipsicóticos atípicos: ganho de peso, distúrbios gastrointestinais, sonolência excessiva;
- Antidepressivos tricíclicos: costumam dar boca seca, perda de peso (em crianças), obstipação intestinal, dilatação da pupila e alterações na condução cardíaca;
- Clonidina: cuidado com hipertensão de rebote ou a queda da pressão arterial, devido ao excesso de dose;
- Anticonvulsivantes: efeitos paradoxais, com piora do humor ou da ansiedade, ovário policísticos em meninas, tontura.

Como há uma intensa associação entre TEA e outras comorbidades psiquiátricas já relatadas, é muito comum que também sejam utilizados fármacos para o controle dessa comorbidades. Por exemplo, o uso de anticonvulsivantes para o controle da epilepsia, ou estabilizadores do humor para controle das oscilações de humor.

Dos dois antipsicóticos aprovados pela FDA, o principal efeito colateral é o ganho de peso, que costuma ser seis vezes maior em criança do que em adulto. Sonolência é um sintoma importante e que deve se evitado a todo custo, pois compromete o desempenho cognitivo da criança. Sintoma gástricos, sintomas alérgicos, náusea, desconforto abdominal, vômitos são sintomas que costumam ocorrer no início do tratamento.

Fatores associados a uma ausência de resposta ou a uma resposta parcial:

- Clínicos: pobre vínculo entre médico e paciente, erros de diagnóstico, tratamento inadequado, não reconhecimento de efeitos colaterais dos medicamentos;
- Familiares: falta de cooperação, conflitos, psicopatologia dos pais;
- Pessoais: falta de motivação, estilo cognitivo negativo, pobre aderência ao tratamento;
- Ambientais: estressores negativos, dificuldades de rendimento pedagógico, baixa condição sociocultural.

*"Dois amantes felizes não têm fim nem morte,
nascem e morrem tantas vezes enquanto vivem,
são eternos como é a natureza."*
Pablo Neruda

CAPÍTULO VIII

Enfim....

27. Últimas dicas

No início do processo de diagnóstico, logo após as primeiras manifestações do autismo serem percebidas pelos familiares, os pais e os familiares da criança estarão no olho do furacão. O medo do seu filho(a) receber o diagnóstico de transtorno do espectro autista é imenso e a ansiedade antecipatória toma conta de todos os pais. Perguntas como: O que será do meu filho? E agora? O que eu faço? Meu filho será independente? Ele irá estudar, namorar, casar, ter filhos? São muitas as dúvidas, os medos, além do desconhecido, como um grande fator de ansiedade. Mas, acreditem, tudo dará certo. Absolutamente tudo.

No início, e não tem como ser diferente, haverá muito sofrimento e dúvidas, mas, logo após os tratamentos terem sido estruturados e iniciados, a vida dos pais voltará a uma rotina como de qualquer outra família.Apesar dos custos do tratamento e a difícil rotina (principalmente para a mãe), a família encontrará seu ponto de equilíbrio e voltará a sorrir novamente.

Ao longo desses anos, entendi que os indivíduos com TEA são diferentes e terão mais dificuldades ao longo da vida. Por outro lado, na maioria da vezes, tornam-se o sentido da vida dos pais, de forma ainda mais intensa e amorosa do que já acontece normalmente entre pais e filhos sem o transtorno.

Ter um pensamento otimista, ser prático e não patinar nas decisões é fundamental para que se obtenha esse equilíbrio familiar o mais rápido possível.

Do mais, a felicidade não se encontra em apenas um fato de vida, e sim nos momentos de alegria que temos ao caminho. A vida nos impõem situações e temos que lidar com elas.

Nas dificuldades são formados grandes homens e mulheres. E é na capacidade de superação que está a beleza da vida.

De alguma forma, espero que esse livro tenha contribuído para que os indivíduos com autismo e seus familiares se sintam felizes e em busca constante de crescimento e evolução física, mental, social e espiritual.

"É necessário que toda associação seja voluntária, pois somente numa associação voluntária o homem é justo ".
Oscar Wilde

SITES ÚTEIS SOBRE TEA

Internacionais

Autism Highway
https://autismhwy.com/

Autism Research Istitute
https://autism.org

Autism Speaks
https://www.autismspeaks.org

Autism Society
https://autismsociety.org

Center for Parent Informacion and Resources
https://www.parentcenterhub.org/

The National Pofessional Development Center on autism spectrum disorder
https://autismpdc.fpg.unc.edu

Nacionais

ABRAÇA - Associação Brasileira para Ação por Direitos das Pessoas Autistas
https://abraca.net.br/

Associação de Amigos do Autista
https://www.ama.org.br/site

Associação Autismo e Vida
http://www.autismoevida.org.br/

Associação para o Desenvolvimento dos Autistas de Campinas (ADACAMP)
https://www.adacamp.org.br/

Associação Caminho Azul
https://caminhoazul.org.br/

Autismo e Realidade
https://autismoerealidade.org.br/

❖ ❖ ❖

"Ninguém liberta ninguém, ninguém se liberta sozinho: os homens se libertam em comunhão".
Paulo Freire

REFERÊNCIAS BIBLIOGRÁFICAS

American Psychiatric Association. Diagnostic and Statistical Manual of Mental Disorders, Fifth Edition, Text Revision (DSM-5-TR). Arlington (VA): American Psychiatric Association, 2022.

Betancur C. Etiological heterogeneity in autism spectrum disorders: more than 100 genetic and genomic disorders and still counting. Brain Res. 2011; 1380:42-77.

Bleuler, E. Dementia Praecox or the Group of Schizophrenias. New York: International Universities, 1911.

Bourke J, de Klerk N, Smith T, Leonard H. Population-based prevalence of intellectual disability and autism spectrum disorders in Western Australia: a comparison with previous estimates. *Medicine.*

2016; 95:e3737.

Casanova MF. Neuropathological and genetic findings in autism: the significance of a putative minicolumnopathy. *Neuroscientist.* 2006; 12:435–441.

Casanova MF, El-Baz A, Vanbogaert E, Narahari P, Switala A. A topographic study of minicolumnar core width by lamina comparison between autistic subjects and controls: possible minicolumnar disruption due to an anatomical element in-common to multiple laminae. Brain Pathol. 2010; 20(2):451-8.

Chaaya, M., Saab, D., Maalouf, F. T., & Boustany, R.-M. Prevalence of autism spectrum disorder in nurseries in Lebanon: Across sectional study.Journal of Autism and Developmental Disorders. 2016; 46(2), 514–522.

Chamak B, Bonniau B, Oudaya L, Ehrenberg A. The autism diagnostic experiences of French parents. *Autism Int J Res Pract.* 2011; 1:83–97.

Courchesne E, Campbell K, Solso S. Brain growth across the life span in autism: age-specific changes in anatomical pathology. Brain Res. 2011; 22;1380:138-45.

Escher J, Yan W, Rissman EF, Wang HV, Hernandez A, Corces VG. Beyond Genes: Germline Disruption in the Etiology of Autism Spectrum Disorders. J Autism Dev Disord. 2022; 52(10):4608-4624.

Eissa N, Al-Houqani M, Sadeq A, Ojha SK, Sasse A, Sadek B. Current Enlightenment About Etiology and Pharmacological Treatment of Autism Spectrum Disorder. Front Neurosci. 2018; 16;12:304.

Gitimoghaddam M, Chichkine N, McArthur L, Sangha SS, Syming- ton V. Applied behavior analysis in children and youth with autism spectrum disorders: a scoping review. *Perspect Behav Sci*. 2022; 45(3):521-557.

Griffiths S, Allison C, Kenny R, Holt R, Smith P, Baron-Cohen S. The vulnerability experiences quotient (VEQ): a study of vulnera- bility, mental health and life satisfaction in autistic adults. Autism Res. 2019; 12:1516–1528.

HChen W-X, Liu X, Huang Z, Guo C, Feng F, Zhang Y, Gao Y, Zheng K, Huang J, Yu J, Wei W and Liang S . Autistic clinical profiles, age at first concern, and diagnosis among children with autism spectrum disorder. *Front. Psychiatry. 2023;* 14:1211684.

Hellings J. Pharmacotherapy in autism spectrum disorders, including promising older drugs warranting trials. *World J Psychiatry* 2023; 13(6): 262-277.

Hossain M, Khan N, Sultana A, Ma P, McKyer ELJ, Ahmed HU, et al. Prevalence of comorbid psychiatric disorders among people with autism spectrum disorder: an umbrella review of systematic reviews and meta- analyses. *Psychiatry Res.* 2020; 287:1129-22.

Huang WC, Zucca A, Levy J, Page DT. Social Behavior Is Modulated by Valence-Encoding mPFC-Amygdala Sub-circuitry. Cell Rep. 2020; 32(2):1078-99.

Jiang CC, Lin LS, Long S, Ke XY, Fukunaga K, Lu YM, Han F. Signalling pathways in autism spectrum disorder: mechanisms and therapeutic implications. Signal Transduct Target Ther. 2022; 7(1):229.

Joyal CC, Carpentier J, McKinnon S, Normand CL, Poulin MH. Sexual Knowledge, Desires, and Experience of Adolescents and Young Adults With an Autism Spectrum Disorder: An Exploratory Study. Front Psychiatry. 2021; 12:685256.

Kanner L. Autistic disturbances of affective contact. Nerv. Child. 1943; 2:217-50.

Kereszturi É. Diversity and Classification of Genetic Variations in Autism Spectrum Disorder. Int J Mol Sci. 2023; 24(23):167-68.

Lai MC, Kassee C, Besney R, Bonato S, Hull L, Mandy W, et al. Prevalence of co-occurring mental health diagnoses in the autism population: a systematic review and meta-analysis. *Lancet Psychiatry.* 2019; 6:819–29.

Leader, G.; Abberton, C.; Cunningham, S.; Gilmartin, K.; Grudzien, M.; Higgins, E.; Joshi, L.; Whelan, S.; Mannion, A. Gastrointestinal Symptoms in Autism Spectrum Disorder: A Systematic Review. *Nutrients.* 2022, *14*, 1471.

Lyall K, Ames JL, Pearl M, Traglia M, Weiss LA, Windham GC, Kharrazi M, Yoshida CK, Yolken R, Volk HE, Ashwood P, Van de Water J, Croen LA. A profile and review of findings from the Early Markers for Autism study: unique contributions from a population-based case-control study in California. Mol Autism. 2021; 18;12(1):24.

Lord C, Brugha TS, Charman T, Cusack J, Dumas G, Frazier T, Jones EJH, Jones RM, Pickles A, State MW, Taylor JL,.
Lovaas OI Behavioral treatment and normal educational and intellectual functioning in young autistic children. *J. Consult. Clin. Psychol.* 1987; 55,

3–9.

Maggio MG, Calatozzo P, Cerasa A, Pioggia G, Quartarone A, Calabrò RS. Sex and Sexuality in Autism Spectrum Disorders: A Scoping Review on a Neglected but Fundamental Issue. Brain Sci. 2022; 12(11):14-27.

Moraes,C - Questionário de avaliação do comportamento autista. Tese de Mestrado, 1999. Universidade Estadual de Campinas.

Müller R-A, Fishman I: Brain connectivity and neuroimaging of social networks in autism. *Trends Cogn Sci*. 2018;22:1103–1116.

Nye C, Brice A. Combined vitamin B6-magnesium treatment in autism spectrum disorder. Cochrane Database Syst Rev. 2005; 2005(4):CD003497.

O'Nions E, Petersen I, Buckman JEJ, et al. Autism in England: assessing underdiagnosis in a population-based cohort study of prospectively collected primary care data. Lancet Reg HealthEur. 2023; 29:1006(26).

Posar A, Visconti P. Update about "minimally verbal" children with autism spectrum disorder. *Rev Paul Pediatr*. 2021;40:e2020158.

Ratto A, Kenworthy L, Yerys B, Bascom J, Wieckowski A, White S, et al. What about the girls? Sex-based differences in autistic traits and adaptive skills. *J Autism Develop Disord.* 2018; 48:1698–711.

Roman-Urrestarazu A, van Kessel R, Allison C, Matthews FE, Brayne C, Baron-Cohen S. Association of Race/Ethnicity and Social Disadvantage With Autism Prevalence in 7 Million School Children in England. *JAMA Pediatr.* 2021; 175(6).

Scahill L, McDougle CJ, Aman MG, Johnson C, Handen B, Bearss K, Dziura J, Butter E, Swiezy NG, Arnold LE, Stigler KA, Sukhodolsky DD, Lecavalier L, Pozdol SL, Nikolov R, Hollway JA, Korzekwa P, Gavaletz A, Kohn AE, Koenig K, Grinnon S, Mulick JA, Yu S, Vitiello B; Research Units on Pediatric Psychopharmacology Autism Network. Effects of risperidone and parent training on adaptive functioning in children with pervasive developmental disorders and serious behavioral problems. *J Am Acad Child Adolesc Psychiatry* 2012; 51: 136-146

Schoen SA, Lane SJ, Mailloux Z, et al. A systematic review of Ayres sensory integration intervention for childrenith autism. *Autism Res.* 2019;12(1):6-19.

Stahl SM. Essential psychopharmacology of

antipsychotics and mood stabilizers. Cambridge, UK: Cambridge University Press, 2002.

Thurm A, Farmer C, Salzman E, Lord C, Bishop S. State of the Field: Differentiating Intellectual Disability From Autism Spectrum Disorder. *Front Psychiatry* 2019; 10: 5-26.

Veenstra-VanderWeele J. Autism spectrum disorder. Nat Rev Dis Primers. 2022; 6(1):5.

World Health Organization . (2006). *Defining sexual health: Report of a technical consultation on sexual health, 28–31 January 2002, Geneva.* Geneva, Switzerland.

Zawadzka A, Cieślik M, Adamczyk A. The Role of Maternal Immune Activation in the Pathogenesis of Autism: A Review of the Evidence, Proposed Mechanisms and Implications for Treatment. Int J Mol Sci. 2021; 22(21):115-16.

Zeidan, J., Fombonne, E., Scorah, J., Ibrahim, A., Durkin, M.S., Saxena, S., Yusuf, A., Shih, A.,& Elsabbagh, M. Global prevalence of autism: A systematic review update. *Autism Research.* 2022; 15(5), 778–790.

◆ ◆ ◆

AGRADECIMENTOS

A PROFESSORA DOUTORA LÍDIA STRAUS, MINHA ORIENTADORA DE MESTRADO, PIONEIRA NOS ESTUDOS DE INDIVÍDUOS COM AUTISMO INFANTIL NO BRASIL. POR TER ME INICIADO NOS ESTUDOS DESSE TEMA.

AO PROFESSOR LIVRE-DOCENTE FRANCISCO BAPTISTA ASSUMPÇÃO JUNIOR, DA UNIVERSIDADE DE SÃO PAULO, MEU ORIENTADOR DE DOUTORADO. A MAIOR AUTORIDADE NA ÁREA DE TRANSTORNO DO ESPECTRO AUTISTA DO BRASIL. POR TER ME RECEBIDO QUANDO NINGUÉM MAIS PODERIA, E POR SER MINHA MAIOR REFERÊNCIA PROFISSIONAL NA PSIQUIATRIA DA INFÂNCIA E ADOLESCÊNCIA.

A PROFESSORA LIVRE-DOCENTE SYLVIA MARIA CIASCA, DA UNIVERSIDADE DE CAMPINAS, MAIOR INCENTIVADORA DA MINHA VIDA ACADÊMICA, MINHA SEGUNDA MÃE E UMA AMIGA ETERNA. POR SER QUEM É E POR TER ME DADO A HONRA DE ESCREVER O PREFÁCIO DO LIVRO.

AO DOUTOR CAIO ABUJADI, PSIQUIATRA DA INFÂNCIA E ADOLESCÊNCIA, FUNDADOR DO CAMINHO AZUL, MEU MAIS BRILHANTE ALUNO, QUE SE TRANSFORMOU EM UM IRMÃO E PROFESSOR. POR TER ME FEITO SENTIR O VALOR DE SER PROFESSOR E POR SEMPRE TER ESTADO AO MEU LADO E NÃO ME FAZER DESISTIR.

A MINHA ESPOSA LIDIANE DE OLIVEIRA, PELO AMOR, APOIO E POR TER FEITO A REVISAO DO LIVRO.

AOS MEUS FILHOS, LUCAS MENDES DE MORAES, CAMILA MENDES DE MORAES, RAFAEL MENDES DE MORAES, POR SEREM SEMPRE MINHA FONTE DE INSPIRAÇÃO E AMOR.

A TODOS OS MEUS PACIENTES COM TRANSTORNO DO ESPECTRO AUTISTA, POR TEREM ME ENSINADO TANTO AO LONGO DA VIDA, E POR ME MOSTRAREM A BELEZA DA SUPERAÇÃO E A GRANDEZA DE SE SABER LIDAR COM AS DIFERENÇAS.

A TODOS OS PAIS QUE CONFIARAM SEUS FILHOS A MIM, EM ALGUM MOMENTO DE SUAS VIDAS. MEU MAIS PROFUNDO AGRADECIMENTO E RESPEITO.

ABOUT THE AUTHOR

César De Moraes

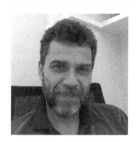

Nascido na cidade de Sorocaba, o autor é médico, psiquiatra da infância e adolescência há mais de 30 anos e foi professor de Medicina no Centro de Ciências da Vida da PUC-Campinas por 25 anos. Mestre e Doutor em Saúde Mental pela Universidade de Campinas. Foi o presidente mais novo da história da Associação Brasileria de Neurologia, Psiquiatria Infantil e Profissões Afins (ABENEPI). Ex-coordenador do Departamento de Psiquiatria infantil da Associação Brasileira de Psiquiatria (ABP). Fundador do podcast "A Gente e a Mente". Casado, pai de três filhos, ama toda forma de arte e cultura. Esse é seu primeiro livro sobre o transtorno do espectro autista.

BOOKS BY THIS AUTHOR

Eterna Impermanência - Vazios

Livro de poesias sobre o amor, a dor, a decepção, a felicidade... enfim, os mais profundos sentimentos humanos.

Made in the USA
Columbia, SC
18 June 2024